EBS 명의에 3회 출연한

최수봉 교수의
당뇨병
이제 끝!

"당뇨병 환자들에 대한 사랑과 기도로 집필한 생명의 분신과도 같은 책"

이 책은 내과전문의로 당뇨병연구와 치료에 30여년 동안을 헌신한 명의(名醫) 최수봉 박사가 평생을 연구해 오며 당뇨병을 치료하고 완치한 이야기가 담겨 있다.

또한 당뇨병 환자들에 대한 사랑과 기도로 내용을 집필한 것으로 최수봉 교수 생명의 분신과 같다고 할 수 있다.

그런 의미에서 당뇨로 어려움을 겪고 있는 분, 다른 임상치료방법으로 효과를 보지 못한 분, 장기치료로 어려움을 겪고 있는 분들에게 이 책은 치료와 건강증진의 안내서가 될 것이며 완치에 이르는 희망과 믿음의 바이블이 될 것이다.

최 박사의 인슐린펌프에 의한 당뇨치료는 그가 청년기부터 당뇨로 고통 받고 합병증으로 엄청난 곤경에 빠지고 생명까지 잃는 현장을 목도하면서 이 질병을 퇴치하고 낫게 하는 일이 하늘이 내게 준 소명이며 사명이라는 결단을 통해 시작된 것이었다.

그동안 온갖 비방과 반대, 조롱과 협박 등의 어려움을 당하면서도 초지일관 그 길을 지켜왔다. 많은 연구와 임상 논문을 국제학술지와 학회에서 발표하였고 세계 인슐린펌프치료 학회장에 피선됨으로 그의 치료방법과 노력은 국제적으로 인정받고 우수한 것으로 평가를 받고 있다.

이 책을 통해서 당뇨병을 치료 받고 건강한 육체를 선물로 받을 수 있길 소망해 본다.

서 용 원 명예교수
(호서대학교 대학원장, 부총장, 한국신약성서학회장 역임)

"I have a dream!"

인종차별이 극심하던 50여년 전 미국. 당시 마틴 루터 킹 목사는 "I have a dream"을 외치며 자신의 아들이 백인들과 함께 웃고 울 수 있는 사회가 오길 바란다고 연설했다. 그리고 마침내 미국은 흑인 대통령을 선출하는 시대가 되었다.

내게도 꿈(dream)이 있다.

의사로서 당뇨병 환자들이 합병증 없이 사는 꿈을 꾼다.

의사들은 환자들을 낫게 할 의무가 있다. 그리고 내게는 그런 의무를 넘어 당뇨병 환자들이 잘 살 수 있게 하고픈 소망이 있다.

마틴 루터 킹 목사의 외침이 미국 사회를 변화시킨 것처럼 나의 꿈은 많은 당뇨병 환자들에게 희망과 용기를 줄 것이며, 합병증으로부터 해방시켜 줄 것을 믿는다.

당뇨병을 앓던 아내의 죽음 앞에서 통곡하던 남편의 울부짖음이 아직도 잊혀지지 않는다.

벌써 38여년 전의 일이다.

어린 자녀들을 둔 34세의 여자 당뇨환자가 한국에서 가장 유명하다는 병원에서, 그리고 당뇨병에 대해 가장 권위있다는 의사에게 치료받고 있었다.

처방대로 열심히 약도 먹고, 운동, 식이요법도 했다. 하지만 환자에게 점점 합병증이 눈에 띄게 나타나면서 2년 후에는 다리저림과 시력저하, 부종이 발생하기 시작했다. 3년 후에는 심한 말초신경장애, 망막합병증, 신장합병증까지 생기며 증상은 점점 악화되어 갔다.

그리고 4년 후, 완전히 시력을 잃었고 다리괴저, 요독증까지 심하게 나타나게 되었다. 결국 젊은 여자 환자는 사랑하는 남편과 어린 자녀를 두고 영원한 이별을 하게 되었다.

"이 아이들을 두고 가버리면 어떻게 하느냐! 나는 어떻게 살란 말인가!"

아내의 시신 앞에서 애통하던 남편의 모습. 그 처절한 절규.

벌써 오래 전 일이지만 살이 찢기는 아픔과 숨통을 조여 오는 듯한 남편의 울부짖음이 아직도 내 귓가를 할퀴고 지나간다.

이 고통의 울음소리는 30여년이 지난 지금도 수많은 병원에서 계속되고 있다.

시대는 빠르게 변화하고 과학은 발달했다. 각종 첨단 의료시설과 의학기술이 각 병원에 도입되었다. 그럼에도 불구하고, 왜 아직도 당뇨병으로 인한 고통의 소리는 줄어들지 않고 있는가.

왜 환자들은 당연한 듯 당뇨는 완치되지 않는 병이며 언젠가 합병증으로 죽게 될 것이라고 자포자기하는 것인가.

그 이유는 간단하다. 아직도 환자들은 최신치료가 아닌 근대적 치료정보에 의존하고 있으며, 당뇨병을 치료하기 보다는 식이요법과 운동으로 관리하는 것이 최선인 것으로 세뇌 당하고 있기 때문이다.

그러나 결론부터 말하자면 당뇨병은 완치될 수 있는 병이다. 합병증을 막을 수 있다.

즉 당뇨병을 치료할 수 있는 방법과 과학적인 기술이 있다는 말이다.

젊은 당뇨병 환자가 어린 자녀들과 남편을 두고 세상을 떠나는 모습을 보면서 당뇨병 치료를 위한 집중적인 연구와 실험을 계속적으로 해왔다.

당뇨환자들에게 합병증이 오지 않도록 하겠다는 꿈을 가지고 말이다.

그 결과 여러 학문, 학술지에 발표했으며 많은 특허를 내기 시작했고 1979년도에 휴대용 인슐린펌프를 개발해 당뇨병 환자들을 치료해 왔으며 당뇨환자로 하여금 완치의 꿈을 갖게 하였다.

당뇨병 완치와 치료 결과는 해외에서도 인정받아 세계의학학회지에도 논문이 다수 게재되었으며, 그 놀라운 치료 효과에 미국 등 해외에서는 앞 다퉈 인슐린펌프와 같은 인공췌장기를 개발하기 시작했다.

당뇨병은 이제 치료할 수 있으며, 완치가 가능한 병이다.

당뇨병에서 해방되어 건강을 되찾은 수많은 사람들의 생생한 증언이 있으며, 과학적인 데이터가 이를 입증하고 있다.

그런데도 언제까지 인슐린펌프 치료에 대해 무시만 할 것인가?

그리고 언제까지 당뇨병을 좌절과 절망의 병으로 오인할 것인가?

나는 꿈을 가지고 있다.

당뇨 환자들이 건강을 되찾는 꿈을, 기쁨을 되찾는 꿈을 말이다.

그리고 그 꿈은 현재에도 이뤄지고 있으며, 미래에도 계속 될 것이다.

한편 이 세상에서 가장 훌륭한 여인인 어머니 故한죽희 여사에게 이 책을 바칩니다. 내 몸과 생명을 주신 것 뿐 아니라 주위 동료들과 선배들의 압박과 몰이해로 거의 인슐린펌프 개발을 포기하려고 했을 때 내게 용기를 주셨고 인슐린펌프 치료를 계속할 수 있도록 용기를 주셨기 때문입니다.

내게 생명을 주신 아버지 故최현 박사, 어려운 환경 속에서도 나를 믿고 격려해 준 처 염윤희와 사랑하는 세 아들, 형진, 희진, 우현, 자부 홍은실에게 이 책을 바칩니다.

정신적 지지와 실질적 도움 없이는 인슐린펌프가 세상에 나올 수 없었을 것이고 아마 이 책을 쓰지도 못했을 것입니다.

나를 미국으로 불러주시고 당뇨병의 근본 원인을 텍사스의대에서 연구하게 해주시며 세계적인 당뇨병 학자로 세워주신 당뇨병 원인론의 대가 텍사스의대 De Fronzo교수님께 무한한 감사를 드립니다.

또한 극심한 좌절감에 빠졌을 때 정신적 지지를 해주신 故고창순 교수님께, 호서대 신학대학장이신 서용원목사님께 감사를 드립니다.

그 외 나를 믿고 당뇨환자들을 치료하는데 도움을 준 이선미, 안현주, 김경진, 전은경 외 당뇨센터의 여러 간호사와 동료 노연희 교수께 감사 드립니다.

마지막으로 언제나 내게 용기와 능력을 주시는 주 예수그리스도께 감사드립니다.

Soobong Choi   최수봉

왜?! 당뇨환자들만 몰랐을까?

건국대학병원 내분비내과 최수봉 교수의 진료실 밖 풍경은 사뭇 전쟁터에 나가는 전사들의 비장한 각오와 같은 외침이 들려온다.

"당뇨환자에게 기쁨을 선사하자."

혁신을 통해 자유를 쟁취하기 위한 투사의 결의 같은 외침이 다시 한 번 울린다.

"당뇨환자에게 기쁨을 선사하자."

오늘도 어김없이 최수봉 교수는 당뇨병 환자들을 살리고자 하는 간절한 마음으로 간호사들과 함께 구호를 외치며 진료를 시작한다.

30여년이 넘도록 당뇨병 환자를 살리기 위해 외길 인생을 걸어온 최수봉 교수. 그의 간절한 바람 때문일까. 그를 찾는 환자들은 여느 병원에서 보기 드물게 표정이 밝다.

보통 '당뇨병'하면 '암보다 무서운 21세기 불치병', '21세기 에이즈'라 불리며 가장 무서운 질병 중 하나로 꼽는다. 그래서 당뇨병 환자들은 진료실 밖에서 초조함과 두려움으로 병든 닭 마냥 앉아있는 것이 보통이다.

그런데 최 교수를 찾는 환자들의 모습에서는 웃음이 끊이지 않는 것이다. 생기가 있고 자신감이 있다. 그들에게서 '환자'라는 말이 어색할 정도로.

진료실 문을 열고 들어오는 그들은 한 마디씩 한다.

"교수님 때문에 살았어요. 여기 처음 올 때만 해도 반 송장이었는데 이렇게 걸어서 다닐 수 있다는 것이 얼마나 감사한지 몰라요."

"교수님 고맙습니다. 이제야 살맛이 나네요."

"새 인생을 사는 것 같아요."

그리고 약속이라도 한 듯 환자들은 일제히 최 교수에게 이야기를 한다.

"어머! 교수님 왜 이렇게 젊어지셨어요!"

그때마다 최 교수는 말한다.

"선생님이 건강해지니까 기뻐서 그런 것 아닐까요? 하하하."

오랜만에 보고 싶었던 친구를 만난 것처럼 서로 웃고 이야기를 한다. 하지만 최 교수의 눈빛이 곧 매의 눈으로 바뀐다. 검사결과를 보는 것이다.

"아주 좋네요. 그런데 고기를 적게 먹나 봐요. 좀 더 드세요. 중간에 간식을 하나요? 간식은 피하고 세끼 충분히 잘 드세요. 아니 잡곡밥을 드시네? 쌀밥 위주로 식사하세요! 인슐린이 너무 많이 들어가는 것 같은데. 이제 줄이세요!"

병원에 오는 것에 대한 두려움이 있는 환자들을 향해 위트와 농담으로 다가서는 최 교수. 그러나 환자의 건강 상태, 식생활 습관을 놓치지 않는다.

그런데 아마 "고기를 많이 먹으라고?", "쌀밥을?" "잘 먹으라고?" 하며 의아해 하는 사람들도 있을 것이다.

대부분의 매스컴과 병원들로부터 소식하고, 현미밥 먹고, 운동해야 하는 것이 당뇨병 치료의 정석으로 세뇌당해 왔기 때문이다.

이 책을 읽는 독자들은 그동안 알고 있었던 상식과 다른 이야기에 놀라게 될지도 모른다. 하지만 놀라움도 잠시 수많은 당뇨병 환자들에게는 희망이 생길 것이다.

이 책에는 당뇨병 치료를 위한 방법이 제시되어 있으며, 완치될 수 있는 길이 있고 과학적 증거가 이를 뒷받침해 주기 때문이다.

결론적으로 말하자면 최수봉 교수의 치료 핵심은 '인슐린펌프'이다. 하지만 '인슐린펌프'라는 이름이 생소하거나 알고 있더라도 제대로 아는 사람은 많지 않을 것이다.

그래서 그런지 뒤늦게 '인슐린펌프' 치료를 받은 당뇨병 환자들은 늘 아쉬움을 토로한다.

"진작 알았다면 좋았을 거예요."
"하루라도 빨리 했다면 시력을 잃어버리지 않았을 거예요."
"왜 이렇게 홍보가 안 된 건가요?"
"왜 다른 병원에서는 인슐린펌프를 권하지 않나요."
"알긴 알았죠. 듣긴 들었는데 의사들이 권하지 않았어요."
"조금만 일찍 인슐린펌프 치료를 받았더라면 내 다리를 자르지 않았을 거예요. 그건 100% 확신해요."

이 같은 환자들의 아쉬움이 바로 이 책을 펴내는 이유다.

당뇨병의 치료방법, 완치방법은 확실히 있다. 다만 그동안 당뇨병이 불치병처럼 여겨진 것은 잘못된 정보, 잘못된 치료방법으로 당뇨병 환자들의 치료를 방해해 온 것이다.

당뇨병에 대한 제대로 된 정보, 치료를 위한 확실한 방법, 완치로 갈 수 있는 길을 이 책을 통해 얻을 수 있길 소망해 본다.

– 편집자 주

Chapter 3 알고 나면 쉬운 당뇨치료, 인슐린펌프

Chapter 4 당뇨병으로 부터 탈출한 사람들

Chapter 5 세계인이 사랑하는 인슐린펌프!
I Love 인슐린펌프

Chapter 6 인슐린펌프 치료 시 이것만 꼭 지켜라

Chapter 7 고맙다! 인슐린펌프야!

1

당뇨병 완치
꿈을 이룬
사람들

건국대학병원 당뇨병센터에서는 매주 '금주
의 완치환자'를 선정하고 있다. 당뇨병 환자
들에게 '당뇨병 완치' 희망을 주기 위한 것이
며, '나도 완치할 수 있다'는 도전의식을 갖게
하기 위해서이다. 뿐만 아니라 매주 완치환
자를 선정할 수 있을 만큼 확실한 치료법이
있다는 것을 알려주기 위함이다.
우리는 완치의 기준을 단순히 혈당 정상화만
을 말하지 않는다. 자신의 췌장기능이 회복
되어 스스로 인슐린을 충분히 분비할 수 있
는 능력이 되는 것을 말한다.
완치의 꿈은 결코 어려운 일이 아니다!
여러분도 '당뇨병 완치'의 주인공이 될 수 있다.

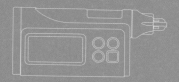

완치환자 1 이용태 (남/64세)

과거력 당뇨 1개월, 체중 3kg 감소. 식이요법으로 치료하던 중 완치 위해 인슐린펌프 부착.

치료결과 8개월 만에 완치.

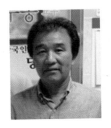

- ■ 당화혈색소
- ■ 췌장기능
- ■ 인슐린 주입양

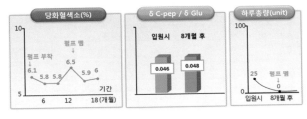

완치환자 2 최익천 (남/47세)

과거력 1년 동안 경구용 혈당강하제로 치료하였으며, 시야흐림, 무릎 관절 약해진 느낌 있었음.

치료결과 2013년 12월 18일 인슐린펌프 부착, 7개월 만에 완치됨.

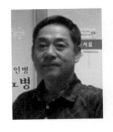

- ■ 혈당 조절
- ■ 췌장기능 지수
- ■ 인슐린 주입양

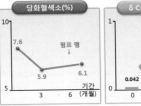
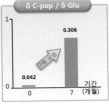
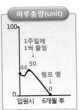

완치환자 3   김진희 (남/59세)

과거력   10년 동안 경구용 혈당강하제로 치료하였으며, 다리 저림, 망막 출혈 등 합병증 증상 있었음.

치료결과   인슐린펌프 치료 후 6개월 만에 완치됨.

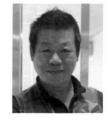

- ■ 혈당 조절
- ■ 췌장기능 지수
- ■ 인슐린 주입양

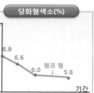

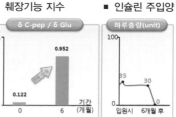

당화혈색소(%)

δ C-pep / δ Glu

하루총량(unit)

완치환자 4   남순옥 (여/56세)

과거력   5개월간 당뇨약을 복용하다가 초기 적극적 치료 원하여 인슐린펌프 치료 시작함.

치료결과   5개월 만에 완치됨.

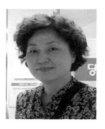

- ■ 혈당 조절
- ■ 췌장기능 지수
- ■ 인슐린 주입양

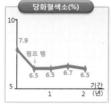

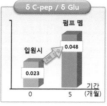

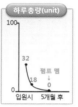

당화혈색소(%)

δ C-pep / δ Glu

하루총량(unit)

완치환자 5   이명해(여/60세)

과거력   당뇨 진단 한달 후 췌장기능이 많이 남아 있는 상태에서 인슐린펌프 치료 시작.

치료결과   인슐린펌프 치료 후 2년 만에 완치된 경우.

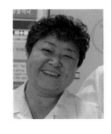

■ 혈당 조절   ■ 췌장기능 지수   ■ 인슐린 주입양

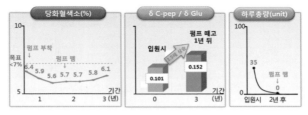

완치환자 6   김문순(여/68세)

과거력   20년 동안 당뇨약 복용. 신장 합병증(단백뇨)이 있었음.

치료결과   인슐린펌프 치료 후 3년 만에 완치된 경우.

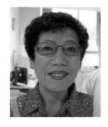

■ 혈당 조절   ■ 췌장기능 지수   ■ 인슐린 주입양

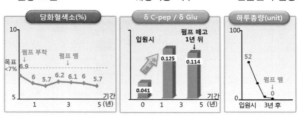

완치환자 7   이명노(남/64세)

과거력   당뇨 진단 후 2년 동안 먹는 약으로 조절하다가 인슐린펌프 부착.

치료결과   2년 6개월 뒤 완치됨.

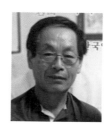

- 혈당 조절   ■ 췌장기능   ■ 인슐린 주입양

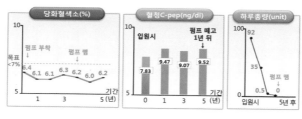

완치환자 8   김형제 (남/61세)

과거력   10년 전 당뇨진단 받은 후 당뇨약 복용 안하고 지냄. 고혈압, 고지혈증, 시야 흐린 증상 있었음.

치료결과   인슐린펌프 치료 후 13개월 만에 완치됨.

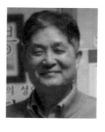

- 혈당 조절   ■ 췌장기능   ■ 인슐린 주입양

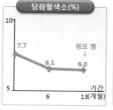
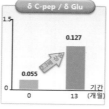
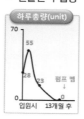

완치환자 9   권옥순(여/56세)

과거력   당뇨 6개월 동안 당뇨먹는약으로 치료.

치료결과   2년 동안 인슐린펌프 치료 후 완치.

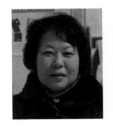

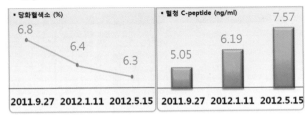

■ 혈당 조절   ■ 췌장기능

- 당화혈색소 (%)   - 혈청 C-peptide (ng/ml)

6.8   6.4   6.3   5.05   6.19   7.57

2011.9.27   2012.1.11   2012.5.15   2011.9.27   2012.1.11   2012.5.15

완치환자 10   박순이 (여/72세)

과거력   12년 동안 경구용 혈당강하제로 치료하였으며, 체중감소 −5kg, 뇌졸중 전조증상(복시,두근거림) 있었음.

치료결과   인슐린펌프 치료 후 11개월 만에 완치됨.

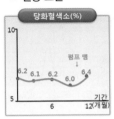

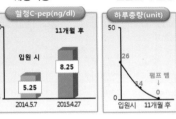

■ 혈당 조절   ■ 췌장기능   ■ 인슐린 주입양

당화혈색소(%)   혈청C-pep(ng/dl)   하루총량(unit)

6.2 6.1 6.2 6.0 6.4 / 펌프 뗌 / 6 / 12(개월) / 기간

11개월 후 / 입원시 / 8.25 / 5.25 / 2014.5.7 / 2015.4.27

26 / 펌프 뗌 / 입원시 / 11개월 후

2
당뇨 환자들만
모르는 진실

대부분의 의사들은 당뇨병 환자에게 이렇게
말한다.
"당뇨는 완치가 없다."
"당뇨는 합병증이 반드시 온다."
"당뇨는 친구처럼 평생같이 가야 할 질병이
다."
이 말을 들은 환자들은 얼마나 불안할까?
얼마나 좌절하게 될까?
정말 당뇨병은 완치가 안 되는 병인가!
합병증이 반드시 오는 병이 맞을까?
그렇지 않다. 당뇨환자들만 모르는 진실이
있다.

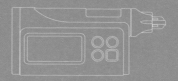

당뇨병,
완치 불가능하고
합병증
예방할 수 없다?

건국대학병원 당뇨병센터에는 국내를 비롯한 전 세계 각지에서 당뇨병 환자들이 희망을 갖고 인슐린펌프 치료를 받으러 온다. 그러나 당뇨병 환자들을 대할 때마다 내 마음은 그리 밝지가 않다. 그동안 환자들이 당했을 고통, 아픔이 고스란히 느껴지기 때문이다.

벌써 당뇨병 환자들을 치료한지 36여년이 되었다. 그동안 수많은 당뇨병 환자들을 진료해 왔지만 그들을 보고 있으면 늘 불쌍한 마음이 든다.

어떤 환자는 눈이 멀어서 오고, 어떤 환자는 썩어가는 다리를 부여잡고 온다. 또 어떤 이는 혈액투석에, 이빨이 모두 빠져서 오는 경우도 있다.

그렇다고 이들이 노력을 안 한 것도 아니었다. 병원을 다녔고 처방 받은 약을 열심히 먹었다. 운동도 열심히 했고, 음식은 최대한 적게 먹으며 당뇨병에 좋다는 것은 찾아 먹었다.

하지만 혈당 조절은커녕 합병증으로 온 몸은 점점 종합병원이 되어 간다.

왜 오랜기간 열심히 노력했음에도 치료는커녕 병은 점점 깊어져 가는 것일까?

상황이 이러함에도 환자들은 자신의 심각해져가는 당뇨상태에 대해 어느 누구도 따지지 않는다.

왜냐하면 그들은 이미 "당뇨는 낫지 않는 병", "평생 함께 가야 하는 병", "반드시 합병증이 오는 병"으로 들어왔기 때문이다.

Q&A 인슐린펌프는 인공췌장기라고 하던데 혹시 수술해야 하는 건가요?

인슐린펌프는 수술하는 것이 아닙니다. 간단하게 피하지방이 많은 복부에 가늘고 짧은 0.4cm~0.6cm 길이의 바늘 침을 꽂고 55g의 작고 가벼운 의료 기인 인슐린펌프를 주사줄로 연결해 인슐린을 주입하는 것입니다. 바늘침은 동전크기만 한 반창고를 잘 누르듯 붙일 때 저절로 고정되며, 인슐린펌프는 벨트나 내의 속에 넣고 다니며 일상생활에 전혀 불편하지 않습니다. 부족한 췌장의 기능을 대신하여 인체의 생리에 정교하게 맞도록 식사 때는 많은 필요량, 공복 때는 소량을 4분 간격으로 지속적으로 자동 공급해 줍니다.

올바른
치료 받을 권리,
박탈당한
환자들

"우리 아들이 당뇨병은 치료하나마나 합병증이 오게 되어있다고 죽어버린다고 난리예요. 저렇게 절망에 빠져 있으니 어떻게 하면 좋을까요?"

10여 년 전 일이다.

33세 남자 환자의 어머니로부터 전화를 받았다. 아들은 19년간 당뇨병을 앓아왔으며 지금은 눈의 망막증과 말초신경합병증, 신장 합병증 등 합병증으로 정상적인 활동이 어려운 상태였다.

"도대체 누가 당뇨병은 치료가 안 된다고 합니까? 원인을 알고 치료하면 당뇨병 치료할 수 있습니다. 당장 데리고 오세요!"

그리고 일주일 후 병원에 입원한 아들과 어머니를 만날 수 있었다.

"도대체 누가 당뇨병은 치료할 수 없다고 말하던가요?"

"아들이 주치의에게 혈당이 300㎎/㎗ 넘는데 합병증 오는 거 아니냐고 물었데요. 그랬더니 '어떻게 치료하든지 간에 합병증은 오게 되어 있다'는 거예요. 그 말 듣고부터 아들이 우울증에 빠졌어요."

"그런 말도 안 되는 소리가 어디 있습니까? 인슐린펌프 치료를 한 우리 환자들은 당뇨병을 치료하고, 합병증 없이 건강하게 살아가고 있는데…. 완치한 환자들도 있고요."

"우리 아들은 이제까지 계속해서 지속형 인슐린주사를 맞고 있었어요. 그래서 좀 더 좋은 치료를 찾다가 속효성 인슐린주사 치료가 좋다고 해서 주치의한테 '속효성 인슐린'을 사용하면 안 되냐고 물어보았데요. 그랬더니 계속해서 지속형 인슐린주사 요법을 하더랍니다. 하지만 혈당이 계속 떨어지지 않아서 '인슐린펌프' 치료를 받겠다고 말하니까 그때에서야 '속효성 인슐린주사'를 맞으라고 했다는 겁니다. 그래서 인슐린펌프 치료는 받을 생각도 못했지 뭡니까! 여기 와서 보니 인슐린펌프로 치료 받은 사람들이 이렇게 많은데!"

분노하다가 절규하다가 또 한참을 흐느끼는 어머니. 병든 아들을 둔 어머니의 심정은 얼마나 비통할까.

또 한 번은 소아당뇨병 환자인 7세 아들의 어머니가 찾아왔다. 당뇨에 권위가 있다는 유명한 박사에게서 치료를 받는데 혈당은 높고 저혈당은 자주 왔다는 것이다.

그 병원에 다니는 다른 아이들은 이미 합병증이 와 있었기 때문에 결국 어머니는 인터넷으로 좋은 치료방법을 조사하기 시작했다. 찾아보니 선진국에서는 이미 가장 좋은 치료법으로 인슐린펌프를 하는 것을 알게 됐다. 그래서 다니던 병원 의사에게 문의했더니 야단만 맞았다는 것이다. 그리고 본 병원으로 치료를 바꿨다는 것이다.

이러한 이야기는 진료 받으러 오는 환자들에게 흔히 듣는 이야기이다. 올바른 치료를 받을 환자의 권리를 무시해 버리는 사례들이 많다는 현실이 안타까울 뿐이다.

인슐린펌프 치료 받을까? 말까? 갈팡질팡 구행남 씨

구행남 씨는 당뇨병 진단을 20년 전에 받았다. 당뇨판정을 받자 다니던 병원에서는 약을 먹으라고 권했다. 하지만 식이요법과 운동을 하면 당이 조절되겠다는 생각에 약을 먹지 않았다. 대신 생식이 당뇨에 좋다는 이야기를 듣고 화식(火食)을 하지 않고 생쌀 갈은 것과 채소만 먹었다. 그렇게 생식하다 보니 원래 몸무게가 85kg이었는데 69kg까지 감소했다.

"살이 빠지면서 안색이 좋지 않았어요. 그러니 사람들은 제가 암에 걸린 줄 알았다고 하더군요. 하지만 그때까지도 당뇨가 얼마나 무서운지 알지 못했죠."

그렇게 생식으로 당을 조절하겠다고 하면서 지낸지 10년 쯤 되었을 때이다. 당뇨병을 앓던 친구가 병원에 입원했다고 해서 병문안

을 갔다. 거기서 구행남 씨는 끔찍한 광경을 목격하고 말았다. 15
년동안 당뇨병을 앓던 친구가 합병증으로 다리를 절단한 것이었다.

"멀쩡하던 친구가 다리를 자른 것은 너무나도 큰 충격이었어요.
그 날로 바로 먹던 술을 끊고 약 먹기 시작했어요."

하지만 약을 먹어도 도저히 당이 잡히지 않았다. 오를 때는 230~270
mg/dℓ까지 올랐다. 처음에는 2알 정도 먹던 약이 3알, 4알 점점 늘어났
다. 게다가 갑자기 당이 떨어져 120mg/dℓ 되었다가 다시 오르기를 반복
했다.

그렇게 약을 10년 동안 먹었는데 도저히 소용이 없다는 것을 알
고 인슐린주사를 맞기 시작했다. 아침에 한 번 맞고, 약은 아침저
녁으로 먹었다. 그런데 주사도 소용이 없었다. 인슐린을 주입하는
단위만 점점 올라가며 25단위까지 맞았었다. 그래도 여전히 당을
잡을 수 없었다.

"당이 잡히지 않으니 그동안 수많은 책을 읽고, 안 먹어본 것 없
었죠. 그런데 다 소용 없더라구요. 사실 건국대학병원에서 최수봉
교수님 당뇨병 세미나 한다고 해서 두 번이나 갔고 상담도 3번이나
받았어요. 하지만 인슐린펌프 치료에 대한 두려움이 있었어요."

구행남 씨가 인슐린펌프 치료를 빨리 받지 못한 것은 인슐린펌프
에 대한 오해 때문이었다. 인슐린펌프 치료를 하면 인슐린을 외부
에서 계속 공급하기 때문에 췌장기능이 망가진다는 헛소문을 들은
것이다. 대신 약은 오히려 인슐린을 췌장에서 쥐어짜도록 도와준다

고 들은 것이다.

하지만 이미 인슐린펌프가 췌장기능을 회복한다는 것은 각종 학술 보고에서도 밝혀졌고, 세계적으로도 입증된 것이다. 반대로 약이나 주사로는 췌장기능이 서서히 망가진다는 것은 이미 학계에서는 알려져 있다.

그러나 환자들이 진실을 알기는 쉽지 않다. 결국 갈팡질팡 할 수밖에 없었던 것이다.

그러다 동창들과의 식사 모임에 나갔다가 인슐린펌프 치료를 하는 친구를 만났다. 음식도 마음껏 먹고 매우 생기 있어 보였다.

"친구가 하는 말이 당뇨합병증으로 엄청 고생을 많이 했다고 하더라구요. 그런데 인슐린펌프를 착용하고 나서 몸이 완전히 회복하고 너무 좋다는 거예요. 그리고 또 다른 친구도 자신의 부인이 인슐린펌프 달고 당뇨병이 나았다고 너무 좋다고 하더군요."

구행남 씨는 인슐린펌프를 단 친구들의 이야기를 듣고 확신을 가지고 인슐린펌프 치료를 시작하게 됐다. 결과는 매우 만족스러웠다. 그렇게 어렵던 혈당이 잡히기 시작한 것이다.

"당뇨가 정말 무섭더라구요. 내 주변에도 눈이 멀고, 다리 자르고, 결국에 죽는 모습을 보는데 그 공포심은 이루 말할 수 없어요. 만약 내가 인슐린펌프 치료를 받지 않았다면 그들과 같은 길을 걷게 되는 거잖아요. 이제 인슐린펌프 치료를 시작했으니 내 친구들이 건강을 찾은 것처럼 나도 이제 당뇨병 걱정 안 해요."

구행남 씨의 이야기처럼 인슐린펌프에 대한 잘못된 정보는 많은
당뇨병 환자들의 치료를 방해하고 있다. 하지만 인슐린펌프가 좋다
는 것은 치료를 받은 환자들이 알고, 세계 의학계가 이미 알고 있는
사실이다.

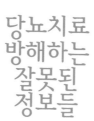

당뇨치료 방해하는 잘못된 정보들

최근에 찾아오는 당뇨병 환자들을 보면 대부분 잘못된 정보를 무분별 하게 받아들여서 병을 키우는 환자들이 많이 있다. TV나 인터넷에서 당뇨병에 좋다는 것은 무조건 시도해 보고 돈은 돈대로 다 써봤지만 혈당은 떨어지지 않고 오히려 몸만 더 망가지게 된 것이다.

"굉장히 말라보이네요. 왜 이렇게 살이 빠졌어요?"

"10kg 정도 빠졌어요."

"그동안 어떻게 치료했는데 그렇죠?"

"아침저녁으로 병원에서 주는 당뇨약도 먹고, 여주가 당뇨에 좋다고 해서 먹었어요."

"여주요? 누가 좋다고 그러던가요?"

"TV에서 그랬어요. 인터넷에도 나와 있고요. 그리고 흑메밀, 갈색현미, 개똥 쑥도 좋다고 해서 사다 먹었어요. 흑메밀은 물 끓여 먹고, 갈색 현미는 밥을 많이 먹어도 된다고 해서 먹었어요."

"또 뭐 먹었어요?"

"누에 환이요."

"얼만큼 먹었어요?"

"그건 계속 먹다가 3개월 전부터 여주 먹으면서 안 먹었어요."

"선생은 지금 상당히 힘들어 보여요. 피곤한 것 같고 목도 마른 것 같은데요."

"지금 계속 입이 말라요."

"혈당이 무지무지 높아요. 당화혈색소도 14.6%이니까 올라 갈 만큼 최대치로 올라간 거예요."

"물은 하루에 2~3병도 더 먹어요. 흰 쌀밥은 절대로 안 먹고, 고기도 비계를 먹으면 안 된다고 해서 쇠고기만 사다 먹고, 계란후라이도 식용유 안 두르고 먹었어요. 당에 좋다는 것은 먹고, 안 좋다는 것은 안 먹었죠."

"허 참, 누가 그러든가요?"

"병원이고 방송이고 다 그랬죠. 기름기 먹지 말라고 해서 안 먹고. 운동도 엄청 많이 했어요."

"그런데 혈당이 300, 400㎎/㎗ 엄청 높은데요?"

"500㎎/㎗ 넘을 때도 있어요."

"그렇겠네요. 당화혈색소가 14.6%이니까. 여주 먹고, 누에 환 먹고, 개똥 쑥도 먹고, 흑메밀도 먹고. 갈색 현미도 먹고. 그래도 혈당이 안 낮아졌잖아요. 그런데 그것들을 어떻게 믿고 계속 먹을 수가 있죠?"

"인터넷에 나와 있으니까요."

"아니 혈당치가 200㎎/㎗ 이상이면 합병증이 온다고 인터넷에서도 의사들도 다 이야기합니다. 그런데 실제 자기혈당치는 300~400㎎/㎗이면서 계속 그런 치료를 하면 합병증이 오고 몸이 나빠지는 것은 당연한 것 아닌가요? 돈도 많이 들어갔겠는데요?"

"비타민에다가 혈액순환제, 눈 영양제도 먹고 그래서 한 달에 40~50만 원정도 들어간 것 같아요."

"그렇게 돈을 들였는데도 몸무게가 많이 줄었네요. 살이 빠진다는 것은 몸이 파괴되었다는 거예요. 원인을 제대로 치료하지 않으니 당연히 혈당도 떨어지지 않고, 몸이 망가지는 거예요."

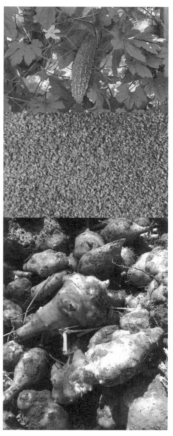

▲당뇨에 좋다는 여주, 갈색현미, 돼지감자 그 외에 흑메밀, 누에, 개똥 쑥 등을 환자들이 먹지만 이는 소화가 잘 안되는 음식들로 원인을 치료하는 방법이 아니다.

실제로는 49세이지만 얼핏 보기에는 70~80대로 보이는 여자 환자. 운동도 열심히 하고, 온갖 좋다는 것을 다 먹었다. 그럼에도 불구하고 앙상한 가지와 같이 말랐고, 피부도 거뭇해지면서 본인 나이보다 상당히 들어 보인다. 현재

갈비뼈가 눈에 보일 정도로 나왔으며, 몸무게도 10kg 이상 빠져 현재 41kg이다. 원인을 제대로 치료하지 않은 당연한 결과이다.

그녀는 의사가 처방한 약도 먹고 당뇨에 좋다는 여주나 갈색 현미, 돼지감자, 흑메밀, 누에, 개똥 쑥 등 소화가 잘 안되는 음식들을 먹었기 때문이다. 혈당을 결정하는 것은 소화기관에서 포도당이 얼마나 들어오느냐이다. 따라서 소화가 충분히 안 되는 음식을 먹음으로써 혈당을 내리고자 하는 비과학적 방법을 쓰게 되는 것이다.

그렇다고 혈당이 조절될까? 당뇨병 치료가 될까? 처음에는 혈당이 내려가는 것처럼 보일지도 모른다. 하지만 사례의 여자환자와 같이 점점 몸은 마르지만 혈당은 높게 유지되는 결과를 낳게 된다.

이 여자 환자뿐만 아니라 수많은 당뇨환자들이 단순히 혈당치만 떨어뜨리고자 하는 매우 단순한 생각을 하고 있다는 것이 안타까울 뿐이다.

당뇨병을 치료하는데 있어서 위가 잘못되어 당뇨병에 걸린 것이 아닌데 혈당을 떨어뜨릴 목적으로 위를 결찰한 사람도 있다.

한번은 위를 결찰한 지 1년이 된 환자가 찾아왔다. 혈당조절하기 위해 위의 2/3가량을 결찰하였다는 것이다. 그랬더니 혈당조절은 잘 되었다고 한다.

그러나 그동안 당뇨병 환자들이 위가 커서 당뇨병에 걸렸다는 것인가?

한 달 후가 되자 몸무게가 10kg이나 줄었고, 1년 후 40kg 가까

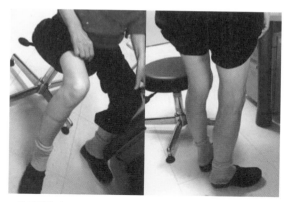
▲위 결찰한 당뇨병 환자의 뼈만 앙상하게 남은 다리 모습

이 줄었다. 결국 잘 서 있지도 못하는 상태가 되었다.

혈당은 정상이지만 과연 이것이 올바른 치료라고 할 수 있을까?
당연히 원인적 치료가 아니다. 혈당만 떨어뜨린다고 당뇨병이 낫는 것은 아니다.

당뇨환자들만
모르는
진실

　많은 당뇨병 환자들이 병원에서 치료를 열심히 하였는데도 불구하고 여러 합병증으로 고생하고 있다. 왜 이러한 일이 일어나고 있는가? 무엇이 문제인가?

　대부분의 의사들은 당뇨병 환자에게 이렇게 말한다.
"당뇨는 완치가 없다."
"당뇨는 합병증이 반드시 온다."
"당뇨는 친구처럼 평생같이 가야 할 질병이다."
　이 말을 들은 환자들은 얼마나 불안할까? 얼마나 좌절하게 될까?
　정말 당뇨병은 완치가 안 되는 병이 맞는가! 합병증이 반드시 오는 병이 맞을까?
　그렇지 않다. 당뇨환자들만 모르는 진실이 있다.

35년 전 인슐린펌프 치료를 시작하고 지금까지 수많은 환자들을 치료해 왔다. 그 결과 "당뇨병은 완치가 불가능하다", "당뇨병은 합병증이 반드시 온다", "당뇨병은 불치의 병이므로 죽을 때까지 당뇨와 친구처럼 평생 같이 살아야 한다"는 말이 당뇨병 치료를 방해하는 거짓임을 알았다.

당뇨병은 완치될 수 있다. 당뇨병은 합병증이 오지 않을 수 있다. 당뇨병은 일생동안 동행하지 않고 헤어질 수 있다.

그러나 문제는 환자자신이 당뇨병을 정확히 이해해야만 한다. 그리고 그에 대한 적절한 대책을 세우고 실행해야만 가능하다.

당뇨병 완치의 길은 결코 허무맹랑한 꿈이 아니다. 이제 그 확실한 방법과 길이 보이게 될 것이다.

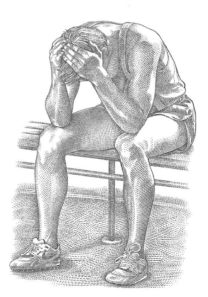

당뇨병 합병증
고민 또 고민!

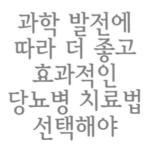

과학 발전에 따라 더 좋고 효과적인 당뇨병 치료법 선택해야

"지구가 둥글다는 것을 믿는가?"

아마 이러한 질문을 받았다면 '당연한 걸 뭘 물어?'하고 생각할 것이다. 하지만 이와 똑같은 질문을 400여 년 전에 했다면 어떠했을까? 아마 질문을 받은 사람은 질문자를 향해 '정신나간 놈', '헛소리 하네'라고 생각할 것이다.

1600년대는 전 세계 사람들이 지구가 네모나다고 믿고 있을 때였다. 인간이 살고 있는 이 땅은 평편하기 때문에 바다 끝은 거대한 폭포가 있을 것이라 생각했다. 따라서 육지로 부터 멀리 바다를 항해하면 폭포에 다다르게 되고 배와 함께 추락할 것이라고 생각했다.

그런데 그 당시에 갈릴레오는 지동설을 주장했다. 그는 여러 과학적 증거로 우리가 살고 있는 땅은 평편한 땅덩어리가 아니라 구형이라는 것을 알아낸 것이다. 또한 이 땅은 우주의 중심이 아니고 태양의 주위를 돌고 있는 행성에 불과하다는 것도 알아냈다. 당시에는 지동설을 주장한 두 명의 학자가 더 있었는데 그들은 신성모독 죄로 이미 화형을 당하고 말았다. 갈릴레오도 종교재판에 회부되어 화형당할 위기에 처했지만 지구가 둥글다는 과학적 사실을 가지고 있음에도 불구하고 목숨을 부지하고자 자신의 주장이 틀렸다고 말했다.

그는 진실을 외면한 것이다. 하지만 그는 종교재판장을 나가면서 "그래도 지구는 돈다"라는 유명한 말을 남겼다.

현재 의학에서도 이러한 일이 일어나고 있다.

"당뇨병은 완치되지 않는다", "당뇨병은 반드시 합병증이 온다", "당뇨병은 일생동안 가지고 가야한다"와 같은 주장은 천동설을 믿

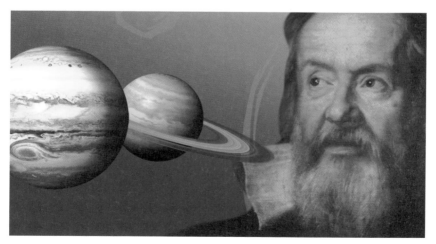

▲갈릴레오는 종교재판장을 나가면서 '지구는 돈다'는 유명한 말을 남겼다. 당뇨에 있어서 지동설과 같은 팩트는 당뇨는 '완치되는 병', '합병증은 예방된다', '일생동안 같이 살아가는 병이 아니다'이다.

는 것과 같다.

그러나 우리는 천동설이 틀렸다는 것을 너무나도 잘 안다. 우리가 확실히 믿는 진실은 지동설이다. 당뇨병에서도 마찬가지다.

진실은, "당뇨병은 완치되는 병이다", "합병증은 예방된다", "당뇨병은 일생동안 같이 살아가는 병이 아니다"이다.

물론 여기에는 조건이 있다. 먼저 당뇨병을 잘 이해하고 원인을 정확히 알아야 한다. 그리고 그에 대한 적절한 대책을 세워야 하며, 올바른 치료 방법을 실행해야 한다.

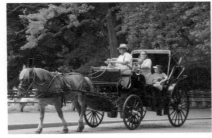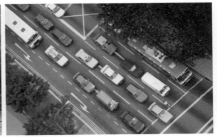

130년 전 유럽에서 자동차가 발명되었을 당시, 목축업 하는 사람들과 마차를 만드는 사람들은 자동차를 사지 말라고 했다고 한다. 자동차는 위험하며 불편하고 여러 문제가 있기 때문이라는 것이다. 그런데 지금의 도로사정은 어떠한가? 한 대의 마차도 보이지 않고 모두 멋진 자동차로 바뀌었다. 왜 그런가? 마차보다 자동차가 훨씬 편하고, 빨리 달리고, 안전하기 때문이다. 말을 키우고 건사하는 비용이나 노력보다 자동차가 그 목적을 효율적으로 달성하기 때문이다.

당뇨병 치료도 그렇다. 자기의 건강을 철저히 지키는 사람은 합병증이 오지 않으며 결국은 비용이 적게 들고 건강을 지키는데 보다 더 유용한 수단을 선택해야 한다.

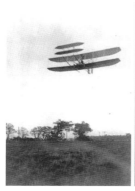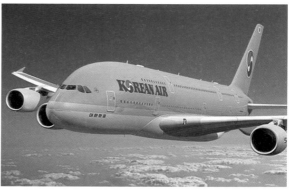

▲과학이 발전함에 따라 더 안전하고 빠른 교통수단이 바뀌는 것처럼 치료방법도 더 안전하고 효과적이고 과학적인 방법으로 바뀌어야 한다. 그리고 당뇨치료도 완치하고 치료할 수 있는 과학적인 방법이 있다.

1903년 죽음의 계곡에서 동력비행기가 12초 동안 날았다. 그 당시 신문기자들은 라이트 형제를 거짓말쟁이라고 비난했다. 하지만 그에 굴하지 않고 그들은 자신들이 믿고 있던 바를 실현해 냈다. 그리고 지금 우리는 비행기가 뜬다는 것을 당연하게 받아들이고 있다.

만약 비행기의 존재를 아직도 믿지 않는 사람이 있다면 지구의 반대편 미국이라는 나라에 가지 못하거나 오랜 시간을 낭비해야만 하는 일이 벌어질 것이다.

그런데 아직도 비행기 존재를 알지 않고 미국 땅을 배나 자동차로 가려는 사람과 같은 이들이 있다. 바로 당뇨 완치 방법, 합병증 오지 않는 방법을 모르는 사람들이다.

당뇨치료를 돕고, 완치할 수 있는 치료 방법, 합병증이 오지 않는 치료, 당뇨병을 평생 안고 가지 않아도 되는 과학적이고 확실한 치료방법은 있다. 38년 전 개발된 '인슐린펌프'이다. 수많은 사람들이 이 치료를 통해 당뇨병을 완치했으며 합병증의 고통에서 벗어나 건강하게 살아가고 있다.

　이제 다시 묻고 싶다.

　"여러분은 당뇨병을 완치할 수 있다는 것을 믿는가?"

'생명의 탯줄'
인슐린펌프

인슐린펌프 치료로 당뇨병을 극복하고 생명감을 만끽하고 있는 엄○○(남, 73세) 씨. 기존의 당뇨치료를 하면서 심장합병증으로 절망의 나날을 보내다가 이제는 건강을 되찾은 환자이다. 그는 "당뇨병 환자들이 인슐린펌프 치료를 잘 이해하지 못하고 있다"며 "당뇨병 환자에게 인슐린펌프를 '생명의 탯줄'이라고 설명하면 잘 이해할 것이다"고 이야기 해 주었다.

왜 인슐린펌프를 생명의 탯줄이라고 말했을까?

모든 생명체는 영양이 필수적이다. 어머니 자궁에서 수태되어 이 생명체가 세상을 살아갈 수 있도록 완성되기 위해서는 영양분이 필요하다. 하지만 태아는 스스로 영양분을 섭취할 수 없기 때문에 태반을 통해, 탯줄을 통해서 공급받는다. 이렇게 태아의 여러 기관들

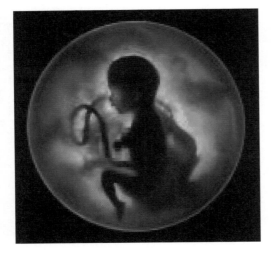

이 영양분으로 완성되면 분만과정을 통해 세상 밖으로 나오게 되어 독립된 개체로 살아가게 되는 것이다.

엄OO 씨가 인슐린펌프를 '생명의 탯줄'이라고 한 특별한 이유가 있다.

그는 당뇨병을 앓고 있었기 때문에 어머니의 뱃속에 있는 태아처럼 영양분 부족을 경험하고 있었다. 그런데 인슐린펌프 치료를 하면서 어머니 뱃속에 있는 태아가 탯줄을 통해 충분히 영양분을 공급받는 것처럼 자기 자신에 필요한 영양분을 인슐린펌프를 통해 충분히 공급받기 시작한 것이다.

엄 씨는 오랫동안 먹는 약으로 치료를 받고 있었다. 이러한 치료를 했을 때는 늘 영양분이 부족했다. 하지만 인슐린펌프 치료를 시작하면서 영양분 부족이 해결되었기 때문에 '생명의 탯줄'이라고 느낀 것이다.

임신이 가능한 여성이 당뇨병 환자라면 대부분의 의사들은 임신하지 말 것을 권한다. 당뇨병 상태에서, 즉 혈당이 높은 상태에서 임신을 하게 되면 선천성 기형을 포함한 여러 장애와 유산 등의 위험이 높아지기 때문이다. 그러나 당뇨병이 있는 여성이 임신을 원할 때는 기존의 당뇨치료법이 아닌 인슐린펌프 치료가 필수적이다.

인슐린펌프 치료를 할 경우에는 당뇨병으로 인한 피해가 없어지고 정상인과 같은 몸 상태가 되기 때문이다.

따라서 양심이 있는 의사들은 임신 가능한 여성 당뇨병 환자들에게 정상아를 분만하기 위해서 인슐린펌프 치료를 권유한다. 그리고 많은 젊은 여성 환자들이 인슐린펌프 치료 후

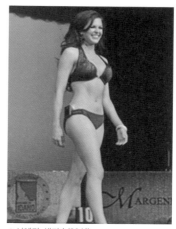
▲ 시에라 샌디슨(20살)

정상적이고 건강한 아이를 출산해 행복한 가정생활을 하는 것을 볼 수 있다.

인슐린펌프 치료로 39세에 임신하고 40세에 건강한 아이를 낳은 환자도 있었다. 그의 딸이 10세가 되었을 때 찾아와 함께 사진을 찍기도 했다.

뿐만 아니라 인슐린펌프를 착용하고 당당히 미녀대회에서 우승한 사례도 있다. 1999년 미국 미녀대회에서 미스 아메리카였던 니콜 존슨(Nicole Johson)은 인슐린펌프 치료를 하면서 미스진이 되었다. 2014년 미스아이다호 미인대회 우승자 시에라 샌디슨도 인슐린펌프 착용하고 미인대회에서 우승했다.

지금까지의 혈당만 맞추는 치료법은 결국 혈당치도 정상화시키지 못하고 영양실조를 가져와 신체의 여러 기관을 파괴시켜 합병증이 오도록 만드는 문제점을 안고 있다. 그러나 인슐린펌프 치료는 새

로운 생명체를 잉태시키고 완성시켜 정상아를 만들어낼 수 있을 정도로 그 치료 효과가 강력하다.

따라서 이렇게 강력한 인슐린펌프 효과는 당뇨병으로 피해를 입은 여러 신체의 기관들을 정상으로 만드는 것은 아주 쉽다. 즉 합병증을 치료하고 예방할 능력이 충분히 있다는 것이다.

이제 당뇨는 완치가 된다는 것을 알게 될 것이다. 약을 오래 복용할수록 혈당조절이 되지 않는다는 것을 확실히 이해하게 될 것이다. 당뇨병의 원인과는 관계없는 운동요법, 식이요법으로는 당뇨병을 치료할 수 없다는 것을 알게 될 것이다. 당뇨병을 잘 이해하게 될 것이다. 당뇨병으로 인한 합병증은 예방된다는 것도 알게 될 것이다.

일반적으로 환자들에게 말하는 "당뇨는 친구처럼 평생 같이 가야 할 질병이다"라는 말이 잘못된 것이며, 오히려 당뇨병은 완치가 되어 친구가 아니라 당뇨병과 헤어지게 된다는 것을 알게 될 것이다.

무엇보다도 당뇨병 환자 자신의 건강을 지키기 위해서는 될 수 있는 한 초기에 적절한 교육과 훈련을 제공하는 전문적인 의료기관에서 인슐린펌프 치료를 시작해야만 한다는 사실을 이해하게 될 것이다.

당뇨병은
이길 수
있다

단 조건이 있다. 당뇨병에 대한 정확한 이해를 해야만 가능하다. 그리고 아는 것으로만 그치는 것이 아니라 그에 따른 적절한 행동을 실천해야만 한다.

한국의 당뇨병 환자들이 합병증 때문에 일상생활을 못하고 괴롭게 살게 된 가장 큰 이유는 건강을 보장하는 올바른 치료 방법을 선택하지 않았기 때문이다. 어떤 환자들은 치료방법은 좋지만 환자 자신이 노력을 게을리 해서 혹은 자신이 그 치료를 실천하지 않아서 무서운 당뇨합병증을 가져왔다고 생각한다.

그러나 이것은 잘못된 생각이다. 합병증이 온 이유는 환자가 당뇨병의 본질적인 문제를 해결하지 못하는 잘못된 치료방법을 선택했기 때문에 오는 필연적인 결과이다.

따라서 본 책을 통해 그동안 환자들이 왜 잘못된 치료를 했는지,

왜 치료를 했음에도 합병증이 오게 되었는지 이해할 수 있게 될 것이다.

당뇨병을 "이기는" 가장 중요한 핵심은 "당뇨병은 어떠한 병인가?", "당뇨병의 진정한 원인은 무엇인가?"를 제대로 이해하는데서 시작된다. 그래야 당뇨병을 완치시킬 수 있고 합병증을 예방할 수 있다.

Q&A 인슐린펌프는 24시간 착용해야 한다고 하는데 불편하거나 아프지는 않나요? 샤워나 목욕이 가능한가요?

크게 불편한 점은 없습니다. 인슐린펌프는 55g의 작고 가벼운 기계이고 주입되는 인슐린 양도 아주 적습니다. 샤워할 때는 방수 주머니가 있는 목걸이에 넣고 들어 가셔도 되고 잠시 빼놓고 할 수도 있습니다. 처음에 불편할까봐 걱정하셨던 분들도 '별거 아니네' 합니다. 세계적으로 많은 분들이 불편없이 사용하고 있고, 무엇보다 몸이 좋아지기 때문에 가치가 있습니다.

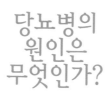

당뇨병의
원인은
무엇인가?

당뇨병을 치료하기 위해서는 정상인과 같이 인슐린이 정상적으로 분비돼야만 한다.

혈당치를 떨어뜨리기 위해서 혈당의 원인인 음식량을 조절, 즉 적게 먹는 것은 문제해결이 될 수 없다.

나뭇잎이 누렇게 죽어가고 있다면 그 나뭇잎을 따 버린다고 문제가 해결되는 것은 아니다. 나뭇잎이 누렇게 죽어가는 원인은 뿌리가 잘못됐기 때문이다. 근본 원인을 해결하지 않으면 결코 나무를 살릴 수 없다.

당뇨병일 때 혈당치가 높은 것은 마치 나뭇잎이 누렇게 된 것과 같다. 혈당이 올라가는 이유는 인슐린 부족이 진정한 원인이고 즉 뿌리에 해당하는 것이다. 그러므로 당뇨병의 치료 핵심은 인슐린

부족을 해결하는 것이다.

   그러나 아직도 많은 환자들이 단순히 혈당조절에 맞추어 치료하고 있으며 수많은 환자들은 근본적인 치료 없이 혈당조절에만 목숨을 걸고 있다.

   그 결과 **"혈당 잡다가 사람 잡는"** 꼴이 되고 만다.

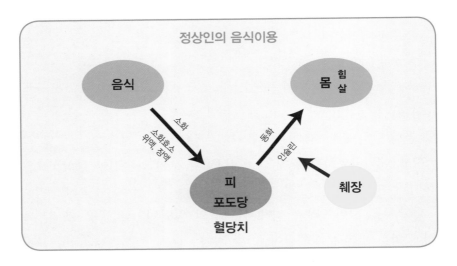

   앞서 인슐린펌프를 '생명의 탯줄'이라 표현했는데 모든 생명체는 에너지를 필요로 한다. 에너지가 생명체에 공급되지 않으면 그 생명체는 죽게 되어 있다.

   이 에너지는 외부의 물질, 즉 음식을 섭취하며 공급받게 된다. 하지만 이 외부의 물질은 체내에서 사용하기에는 너무 큰 분자이므로 이를 작은 분자로 잘게 쪼개야만 된다. 그래야 핏속으로 흡수된다. 즉 소화기관으로 들어온 큰 분자인 음식물은 잘게 부서지고 장에서

화학적으로 쪼개진다(소화작용). 이때 탄수화물은 포도당으로, 단백질은 아미노산으로, 지방은 중성지방과 지방산으로 쪼개진다.

이들은 모두 에너지원으로 사용되는데 그 중 중요하고 쉽게 사용되는 포도당만 이야기하겠다. 이 포도당은 핏속으로 흡수되어 신체 온 부분에 에너지원으로 운반된다. 이렇게 운반된 포도당은 핏속에 있는 '인슐린'이라는 호르몬의 작용에 의해 생명현상의 주역인 세포 속으로 들어가게 된다. 또한 다른 영양분도 마찬가지이다. 이어서 일부분은 에너지로, 힘으로, 일부는 몸을 이루는 세포로, 살로 바꾸게 되는 것(동화작용)이다.

인슐린은 췌장에서 피로 분비되는 호르몬으로 우리 몸의 에너지와 몸을 만들어내는데 아주 중요한 역할을 하고 있다. 이 호르몬이 없으면 에너지가 생성되지 않고 살도 빠지게 된다.

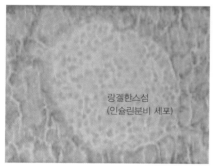

▲정상췌장

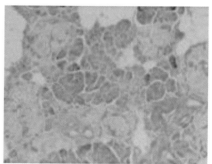

▲당뇨병 환자 췌장

당뇨병 환자와 정상인의 췌장 현미경사진을 보면 정상인 췌장에서는 인슐린을 생성하여 배출하는 세포가 함께 모여 있고 핵도 보이며 건강하게 보인다. 그러나 당뇨병 환자의 췌장 현미경 사진을 보면 인슐린 분비 세포의 핵이 없어지고 그 형태도 동그랗지 않다. 지그재그로 파괴되고 그 주성분이 일정한 형태가 없는 섬유유사물질로 바뀌어 있음을 알 수 있다.

바로 이러한 췌장의 인슐린 분비 세포의 파괴는 다른 병에서는 보이지 않고 당뇨병에서만 보이는 현상이다. 이것이 바로 당뇨병의 진정한 원인으로 당뇨병은 인슐린 분비가 정상보다 감소하거나 아주 없어진 것이다.

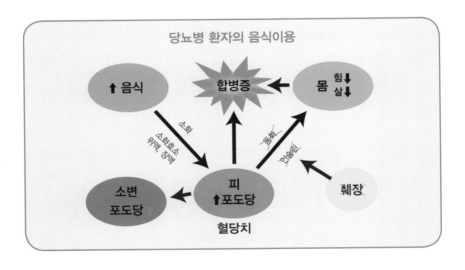

당뇨환자의 췌장은 인슐린 분비세포의 파괴에 의해 인슐린 분비가 정상보다 적게 분비된다. 그 결과 음식의 소화에 의해 핏속으로 흡수된 포도당이 인슐린 부족으로 신체의 세포, 조직, 기관에서 사용될 수 없으므로 핏속에 많이 남아 있게 된다.

즉 고혈당이 되며, 몸 즉 조직이나 기관의 세포에서는 포도당이 공급되지 않으므로 힘을 만들어 낼 수 없게 된다.

　이어서 세포에 에너지가 매우 부족하게 되면 세포자체를 녹여 포도당으로 만들어 에너지로 사용한다. 따라서 세포자체의 양도 감소해 살이 빠지게 된다.

　이러한 세포 자체의 감소는 여러 장기의 파괴를 가져와 온몸의 여러 가지 합병증을 유발하게 된다.

　인슐린 부족에 의한 몸의 에너지 생성감소는 본능적으로 배고픈 증상을 느끼게 되어 음식의 섭취를 증가시킨다. 따라서 더욱 혈중 포도당치를 끌어 올린다. 혈중 포도당치의 상승은 몸의 여러 기관에 나쁜 문제를 야기하게 되므로 이를 막기 위해 자동적으로 소변으로 포도당을 배출하게 된다.

　이렇게 상승된 혈중의 포도당은 신장에서 핏속으로 재흡수할 수 있는 양을 넘게 되어 결국 이 포도당이 소변으로 배출하게 된다.

　소변에서 포도당이 나오는 '당뇨', 즉 단 오줌이 나오게 되는 것이다. 소변 양이 늘어나는 것은 물도 많이 배출되는 것으로 목이 말라 물의 섭취 증가로 이어진다. 다음, 다뇨, 다식하게 되는 것이다.

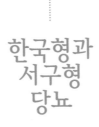

한국형과
서구형
당뇨

그동안 우리나라에서 당뇨병 치료가 어려웠던 원인 중 하나는 미국이나 유럽의 의학을 무비판적으로 받아들인 것이다. 대부분 한국 사람들의 당뇨병 형태가 서구 사람들의 당뇨병 형태와는 판이하게 다름에도 불구하고 서구의 당뇨병 치료방법을 그대로 따라간다는 점이다.

한국을 비롯한 동양인은 서양인에 비해 체지방이 적다. 또 전통적으로 서양인은 주로 육식을 많이 하지만 상대적으로 한국인은 채식을 많이 해왔기 때문에 췌장의 인슐린 분비기능도 서양인에 비해 대체로 떨어진다는 것이 정설이다.

〈신체질량지수〉그림에서 비만도를 표시하는 신체질량 지수가 서

한국형 vs 서구형	
국가	신체질량지수(BMI,kg/㎡)
한국	23.1 ± 3.1
홍콩	23.2 ± 3.2
미국(백인)	27.6 ± 4.3
미국(흑인)	29.5 ± 5.0

구는 $30kg/㎡$정도이나 한국은 $23kg/㎡$정도이다. 서구는 비만한 당뇨병이고 한국 및 동양의 당뇨병은 비만하지 않다는 것이다. 따라서 비만한 당뇨병 환자에 대해 특화된 서구의 당뇨병 치료법은 한국 및 동양 당뇨병 환자에게는 적용될 수 없다.

그런데도 아직 우리의 의학계 현실은 서양 환자를 치료하는 교과서를 그대로 들여와 우리 환자들에게 적용하고 있다. 즉 서양 당뇨병 환자의 치료법을 따라 소식 또는 체중을 줄이라 하고, 운동을 강조하는 것이다. 이것은 오히려 한국 당뇨병 환자에게는 더 해롭다. 적게 먹고 운동을 많이 하게 되면 몸의 에너지는, 즉 영양은 점점 고갈된다. 결국 체중도 점점 줄게 되며 에너지 부족 상태가 더욱 심해져 세포가 파괴되어 각종 합병증이 오는 것이다.

또한 서구환자의 경우 췌장에서의 인슐린분비 세포가 동양환자보다 많다. 그러므로 췌장을 자극해 인슐린 분비를 증가시켜 혈당을 떨어뜨리는 각종의 당뇨 먹는 약이 서구의 당뇨병 환자에는 어느 정도 효과가 있다. 하지만 동양인은 인슐린분비 세포가 많이 감소되어 있으므로 그 효과가 작고 먹는 약의 치료가 오히려 췌장의 인슐린분비를 더욱 감소시켜 병을 악화시킬 수 있다.

한국 당뇨병은 서구 당뇨병의 원인과 몸 상태가 아주 달라 서구 당뇨병 치료법을 한국 당뇨병 환자들에게 그대로 적용하는 것은 오히려 해롭다.

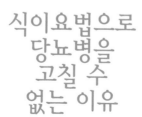

식이요법으로
당뇨병을
고칠 수
없는 이유

당뇨병의 원인을 잘 알고 있으면 잘못된 치료로 인한 피해를 줄일 수 있다. 그렇다면 가장 확실한 치료방법은 무엇인가?

바로 당뇨병의 원인인 췌장의 기능을 정상화시키면 된다. 다른 기관들은 정상이므로 비정상화된 췌장만 정상화시키면 된다.

췌장의 주요기능은 여러 기관들에게 영양분을 공급하는 일, 즉 동화작용이다. 그런데 췌장기능이 비정상화되어 동화작용도 비정상화되었다면 이 기능을 보완하는 방법을 사용하면 되는 것이다.

이 보완하는 방법이 췌장과 똑같이 작용하는 인공췌장기이다. 즉 '인슐린펌프'이다.

눈의 수정체 굴절 이상으로 근시나 원시가 된 경우에 눈 수정체가 잘못된 것이지만 우리 눈의 수정체를 바꾼다든지 수술하지 않는다. 단지 외부에 인간이 만든 렌즈, 안경을 통해 굴절 이상을 정상화시킨다. 당뇨병에서 이 안경과 같은 것이 인슐린펌프이다.

이 인슐린펌프는 수술하지 않고 간단히 외부에 착용할 수 있다. 당뇨병의 원인을 과학적으로 해결해주기 때문에 당뇨병을 완벽하게 치료하여 정상인과 똑같이 생활할 수 있다. 또한 이러한 인슐린펌프 치료로 영양분이 온 몸에서 사용될 수 있어 합병증이 치료되는 것이다. 게다가 자기 자신의 췌장도 완전히 회복시켜 인슐린펌프를 떼어내도 자기 자신의 췌장에서 나오는 인슐린 분비만으로도 정상 혈당치와 정상 체중을 유지하는 상태, 즉 완치되는 경우도 상당히 있다.

그런데 그동안 당뇨병이 치료되지 않았던 것은 원인을 없애는 방법이 아닌 결과만 고치려고 했기 때문이다. 원인 치료가 아닌 당뇨병 치료 목적을 '혈당치 정상화'에만 두었던 것이다.
보통의 의사나 당뇨환자들은 혈당만 정상화 되면 가장 훌륭한 치료라고 믿고 있다. 고혈당의 원인은 포도당의 동화호르몬인 인슐린이 적게 나와서이지만 이를 도외시하고 손쉽게 고혈당의 원인이 되는 먹는 음식량을 줄여 혈당을 낮추려고만 하는데 문제가 있다.
음식을 적게 먹으면 당연히 혈중의 혈당치가 떨어져 고혈당은 개선될 것이다. 그런데 이런 당뇨치료가 올바른 치료일까?

당뇨병에 대해 많이 공부했다는 사람이라 할지라도 단지 적게 먹고 혈당치만 정상화 되면 합병증이 오지 않는다고 믿는 것이 일반화 되어 있다.

그러나 외부에서 섭취한 음식량 즉 에너지양이 줄게 되면 어떻게 될까? 하루에 필요한 에너지보다 적게 먹게 된 경우이므로 전체적인 영양 결핍이 일어난다. 결국 몸의 파괴가 일어난다. 즉 혈당은 정상화 되더라도 여러 종류의 합병증이 오게 되는 것이다.

한번은 당뇨병 환자인 부부가 함께 찾아왔다. 그동안 유명한 대학병원의 당뇨병센터에서 먹는 약으로 치료를 받았다고 한다. 두 사람은 같은 주치의한테 같은 약으로 17년간 처방을 받고 다녔다. 그런데 부인은 아주 심한 당뇨병 합병증으로 신장이 나빠져 복막투석을 하고 있었다. 뿐만 아니라 망막증으로 실명이 되었고 심장의 관상동맥질환으로 스텐트를 5개나 심었다. 신장이 나쁘니 온몸의 부종이 심하고 발가락에 염증이 있어서 휠체어에 실려서 진료실로 들어 왔다. 그런데 아내의 휠체어를 밀고 들어 온 남편은 당뇨병으로 인한 합병증이 없었다. 시력도 정상이고, 심장의 관상동맥질환 증상도 없으며 신장의 기능도 정상이었다. 발가락이나 다리의 신경 합병증도 거의 없는 정상인과 같은 수준이었다.

그런데 여기서 주목해야 할 점은 부인의 혈당치는 식전이 80mg/㎗, 식후 2시간이 120mg/㎗, 당화혈색소도 5.7%로 혈당치가 아주 정상이었다는 것이다. 반면 남편의 혈당은 식전 220mg/㎗, 식후 2시간이 350mg/㎗, 당화혈색소는 8.9%로 아주 높았다.

혈당조절이 잘 된 부인에게는 심각한 합병증이 왔고, 혈당조절이 잘 안 된 남편에게는 오히려 합병증이 없었던 것이다. 보통 혈당이 높으면 합병증이 온다고 알고 있었던 상식과 달라 깜짝 놀랐을 것이다.

실제로 환자들을 보면 오히려 혈당이 높은 사람이 합병증이 오지 않은 경우도 자주 보게 된다. 즉 당뇨병의 합병증은 혈당치에 의해서만 결정되지 않고 다른 더욱 중요한 요인이 있다는 것을 말하는 것이다.

남편 되는 사람에게 물어보았다.

"너무 이상한 일입니다. 같은 환경에서 생활했고 같은 의사에게 진료를 받아 왔는데 부인은 심한 합병증이 왔네요. 남편인 당신은 거의 합병증이 없는데 이해가 안 됩니다. 합병증이 같이 오거나 같이 오지 말아야 하는데, 남편은 합병증이 없고 부인만 심한 합병증을 가지고 있는데 무슨 차이라도 있는 것입니까? 그 이유가 무엇이라고 생각합니까?"

약간 머뭇거리다가 그는 대답했다.

"제가 생각하기에는 주치의가 적게 먹으라는 식이요법을 아내는 열심히 따라 했고, 저는 그 말을 잘 듣지 않았어요. 아내는 채소, 섬유소가 많이 든 음식들, 현미, 잡곡, 마 등의 식사를 했죠. 하지만 저는 배가 고파서 그냥 먹고 싶은 음식을 마음껏 먹었어요. 고기도 먹고, 기름도 먹고, 현미 대신 소화가 잘되는 하얀 쌀밥으로 먹었습니다. 아마도 아내는 영양가 없는 식사를 계속해서 혈당은 정상이지만 영양실조가 와서 이렇게 합병증이 온 것 아닐까요?"

정상인들은 대개 평균적으로 하루에 2000칼로리의 식사를 한다. 당뇨병 환자를 입원시켜 정상인과 같은 2000칼로리 식사를 제공하고 24시간 동안의 소변을 모두 모았다. 혈당도 여러 번 측정한 결과 200㎎/㎗ 이상인 경우가 많았다. 혈당이 200㎎/㎗ 이상이면 포도당이 소변으로 배출된다. 하루 동안 모은 소변에서 배출된 포도당을 측정한 결과 200~250g정도 되었다. 포도당 1g은 4칼로리이다. 배출된 포도당을 열량으로 환산하면 800~1000칼로리가 된다. 입으로 들어간 칼로리가 2000칼로리, 소변에서 1000칼로리가 빠져나갔으니 몸에는 1000칼로리 정도가 남게 되는 셈이다.

정상인은 2000칼로리를 먹으면 소변으로 포도당이 하나도 나가

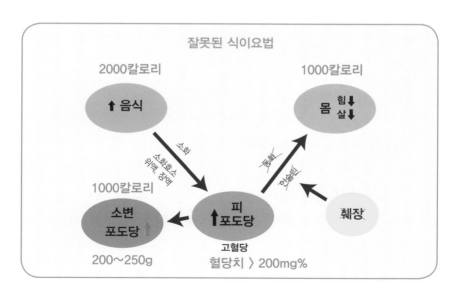

지 않기 때문에 몸에서 2000칼로리를 다 사용한다. 따라서 기운도 있고, 몸도 유지할 수 있다. 그런데 당뇨병 환자의 혈당이 200㎎/㎗ 이상으로 높게 유지되는 경우에 1000칼로리는 소변으로 소실되고 몸에서는 1000칼로리 밖에 사용할 수 없다. 따라서 기운도 없고 몸도 파괴되어 심한 합병증을 가져오게 되는 것이다.

그런데 한 가지 알아둘 것은 혈중포도당이 높으면 높을수록 같은 인슐린 농도에서도 더욱 많은 포도당이 몸의 세포로 들어가게 된다는 것이다. 따라서 혈중포도당이 높은 것 자체가 세포의 에너지 부족을 보상하는 작용을 하게 된다. 이러한 현상을 '고혈당 효과'라고 한다.

당뇨 상태에서 고혈당은 인슐린 부족으로 인한 세포의 에너지 부족 현상의 결과이지만 이 고혈당 자체는 앞에 설명한 고혈당 효과로 에너지부족을 스스로 해결하는 자기 보상효과가 있다는 것을 알아야 한다.

이 부부의 경우, 부인은 혈당을 정상화시키기 위해 당뇨초기에는 2000칼로리 음식을 섭취했다. 그러나 혈당이 정상화되지 않고 고혈당이 되다보니 합병증이 올 것이라는 두려움 때문에 식사량을 1000칼로리로 줄였다. 그래서 혈당은 정상치였으나 영양실조가 매우 심해 망막증, 신장증(복막투석), 심장협심증, 말초신경합병증이 심하게 온 것이다.

반대로 남편은 영양부족을 느끼자 고혈당의 위험을 무시하고 음식량을 증가시켰다. 결국 증가된 4000칼로리의 음식을 섭취하여 혈당은 높지만 먹은 음식의 열량인 4000칼로리의 1/2인 2000칼로리의 영양이 소변으로 빠져나가고 몸에는 정상인과 같은 2000칼로리가 남아 몸의 영양 상태는 정상화 되어 영양실조로 인한 여러 합병증은 거의 없이 건강을 유지하였던 것이다.

　이렇게 당뇨병의 원인을 잘 알고 그 원인을 없애는 방법으로 치료하는 것이 합병증 없이 건강을 유지하는 비결이다. 당뇨병의 원인은 인슐린 부족이다. 따라서 먹는 식사량을 줄이거나 운동을 많이 하거나 소화를 저해시키는 식품, 혹은 약을 복용해서 소화기관으로 흡수되는 포도당을 줄여 혈당치를 정상화시키려고 하는 방법은 오히려 더 큰 피해를 가져올 수 있다. 즉 올바른 치료 방법은 당뇨병 환자의 진정한 원인을 고치는 것이다.

　당뇨병은 정상인에 비해 인슐린 분비가 저하된 경우이므로 정상인의 경우와 똑같이 인슐린 분비를 정상적으로 공급하는 인슐린펌프 즉 인공췌장기 치료를 해야 합리적이며, 과학적인 치료라고 볼 수 있다.

의사가
체험한
인슐린펌프
치료

　현재 만 42세로 직업이 의사인 장○○ 씨를 소개하고자 한다. 그는 만 39세에 당뇨병 진단을 받았다. 당뇨 증상은 이전부터 느꼈는데 오랫동안 만성피로에 시달렸다. 게다가 1년에 몇 번씩 공복 시 식은땀과 어지러움을 경험하고, 곰팡이성 습진으로 고생했다. 뿐만 아니라 얼굴혈색도 점점 검게 변해갔는데 다음, 다뇨 증상이 나타나기 시작하면서 당뇨병을 의심했다. 그리고 갑자기 1주일 만에 체중이 3kg 감소했고 당뇨병으로 확진됐다.

　처음에는 인슐린주사로 치료를 시작했다. 식사 때마다 투여하고, 식후 고혈당 시에 추가 투여를 했는데 그 양이 점차 증가되어, 하루에 총 140단위의 인슐린이 필요했다. 보통 공복 혈당이 150~200mg/dℓ, 식후 혈당은 200~300mg/dℓ 혹은 400mg/dℓ이었다. 하지만 식사 후

3~4시간이 지나고 저혈당이 왔고, 고혈당과 저혈당은 반복되었다.

인슐린주사로 한달간 치료를 했지만 당뇨 조절이 잘 되지 않았다. 그때 ○○대학교 의학전문대 스승이신 모교수의 간곡한 설득으로 인슐린펌프 치료를 시작했다.

그는 총 32개월 동안 인슐린펌프 치료 후 완치가 되어 지금은 인슐린펌프를 착용하고 있지 않다.

장○○ 씨는 의사로써 인슐린다회주사요법과 인슐린펌프 치료를 직접 경험하면서 분석을 해보았다. 두 치료 방법은 똑같은 인슐린을 사용하고, 식사 시작 전 식사량으로 투여한다는 점에서는 같다.

하지만 그 효과면에서는 확실한 차이가 있었다. 인슐린펌프는 마음껏 식사를 할 수 있으면서도 혈당 조절이 매우 쉬웠다. 식후 혈당이 140mg/㎗로 항상 유지되었다. 인슐린주입량도 인슐린다회주사요법보다 적은 양으로 혈당조절이 잘 되었다. 또한 저혈당 증상도 없어졌고 만성 피로감도 사라졌다. 뿌옇게 보였던 시야도 맑아졌다.

사실 장○○ 씨는 의사가 아닌 환자의 입장에서 인슐린펌프에 대해 고민을 하기도 했다. 인슐린펌프 착용에 대한 불편함이 있는 것은 아닌지, 당뇨환자라는 사생활이 노출되지 않을까 걱정됐다. 또한 바늘에 대한 공포와 얼마나 오랫동안 착용해야 하는지에 대한 걱정이 앞섰다.

하지만 기우일 뿐 인슐린펌프 치료를 통해 당뇨병을 완치한 그는 "인슐린펌프 치료는 완벽에 가까운 유일한 당뇨병 치료"라고 자신 있게 말한다.

당뇨병 합병증,
온몸에 온다

　당뇨병은 '영양실조'가 오는 병이다. 그리고 이로 인해 무차별적으로 온몸의 각 조직들이 파괴된다. 그러므로 머리끝부터 다리 끝까지 거의 모든 장기가 정도의 차이는 있겠지만 기능의 소실이 온다. 이것이 당뇨병의 합병증이다.

　동맥경화증이 심하게 와서 중추신경계의 동맥이 막혀서 중풍이 잘 오고, 망막의 모세혈관이 파괴되어 시력을 잃게 되는 망막증, 잇몸질환이 심하게 진행돼 치아가 다 빠지는 등의 치주질환, 팔다리의 말초신경 파괴가 오는 신경합병증, 심장의 관상동맥이 막히는 협심증, 심근경색증, 신장의 모세혈관이 파괴되는 신부전증, 몸의 여러 자율신경계에 기능 이상 및 파괴로 오는 자율신경장애, 발기부전, 다리나 발의 심한 괴저로 족부 절단 등을 가져오는 족부병변

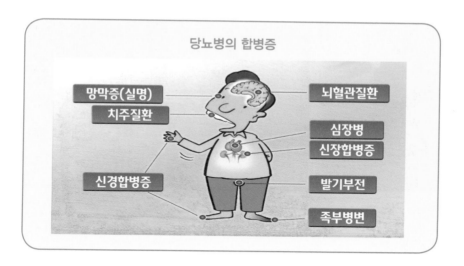

당뇨병의 합병증

망막증(실명)
치주질환
뇌혈관질환
심장병
신장합병증
신경합병증
발기부전
족부병변

등 실제로 온몸의 각종 장기의 파괴를 가져와 여러 합병증으로 고생하게 된다.

족부병변

당뇨 합병증 중 가장 많은 사람들이 고통 받고 있는 족부 병변. 보통 사람들이라면 금방 회복 가능한 작은 상처라도 당뇨 환자들에게는 큰 위험으로 다가온다.

당뇨환자 40대의 정암 씨도 발의 작은 상처로 다리를 절단하게 될 위기에 놓였었다.

그는 7년 전 당뇨판정을 받고 6년 동안 당뇨병 먹는 약으로 치료해 왔다. 하지만 당뇨 합병증이 오면서 시력을 점점 잃어갔다. 그러던 어느 날 공사 현장에서 못을 미처 발견하지 못하고 밟으면서 예상치 못한 비극이 찾아왔다.

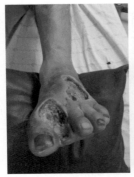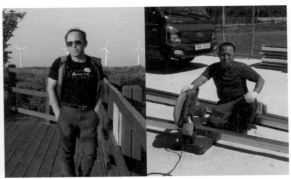

▲족부 절단 위기에서 인슐린펌프 치료로 회복 후 다리 절단 하지 않고 정상적인 생활이 가능해진 정암 씨.

　사고 이후 그는 한 달 동안 병원에 입원해 주사 치료를 받았다. 하지만 상처가 아물기는커녕 괴사가 시작됐다. 오랫동안 당뇨 먹는 약을 먹어 왔지만 혈당은 매우 높은 상태였고, 혈당을 낮추기 위해 음식량을 줄이다 보니 몸의 영양상태도 매우 심각해졌다. 정암 씨 발에 생긴 작은 상처도 잘 아물지 않았다.

　결국 병원에서는 "다리를 절단해야 한다"는 진단을 내렸다.

　한 가정의 가장으로 생계를 꾸려 가야하는 젊은 나이에 의족을 차고 생활해야 한다는 것은 본인도, 가족도 모두 감당하기 힘든 불행이었다.

　수술 날짜를 받아놓고 절망적인 시간만을 보내고 있을 때 인슐린 펌프 치료를 하고 있던 정암 씨 형으로부터 인슐린펌프에 대해 듣게 됐다.

　일본에서 목회자로 활동하고 있는 그의 형은 "인슐린펌프 치료로 다리 절단 위기에서 벗어난 환자들을 많이 봤다"며 희망을 준 것이다.

　그렇게 정암 씨는 지푸라기라도 잡는 심정으로 인슐린펌프 치료를 시작했다.

인슐린펌프 치료 시작 일주일이 채 되지 않아서 그렇게 아물지 않던 상처가 조금씩 치료되었다. 그리고 괴사가 심각해 뼈까지 보였던 자리에 새 살이 차오르기 시작했다. 물론 다리 절단도 할 필요가 없게 된 것이다.

정암 씨는 자신의 몸에서 나타나는 기적적인 일들을 보면서 늦게라도 인슐린펌프 치료를 할 수 있게 된 것에 매우 감사하고 있다.

현재 그의 혈당 상태도 매우 좋아졌다. 처음 입원했을 당시만 해도 당화혈색소가 12.4%로 당화혈색소 정상 수치가 6% 정도인 것을 기준으로 했을 때 2배 이상 높은 매우 위험한 상태였다.

그러나 인슐린펌프 치료 3개월 만에 당화혈색소 수치도 6.2%로 정상이 되었다.

몸무게도 55kg의 마른 몸에서 이제 75kg으로 누가 봐도 상상할 수 없을 정도의 건강한 모습이 되었다.

인슐린펌프 치료 전, 다리가 쉽게 붓고 통증이 심해 신었던 의료용 신발은 이제 전시용이 되어 정암 씨 부부가 함께 이겨낸 힘든 시간의 증표가 되었다.

여러 종류의 당뇨병 합병증 중에서 의사로써 가장 비참하게 느껴지는 합병증이 있다. 바로 당뇨병 합병증으로 다리를 절단하게 된 경우이다. 결국 장애자가 되는 것이다. 왜 이런 일이 일어났을까? 예방할 수는 없었던 것일까?

더욱 안타까운 것은 당뇨병 합병증으로 인한 족부병변이 고혈당

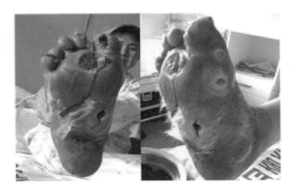

으로 한 두 달 사이
에 일어난 것이 아니
라는 점이다. 다리에
있는 혈관이 두꺼워
지고 신경이 망가지
며 면역체계가 망가
지는 것은 한 달 동
안 혈당조절을 잘못
했기 때문이 아니다.

그 이유는 장기간 동안 당뇨병 합병증을 예방할 수 없는 치료를 했기 때문이다. 다리가 절단되는 불행은 적어도 10년 이상 잘못된 치료의 결과이다. 이러한 오래전의 고혈당이 현재의 합병증을 야기하는 현상을 고혈당 기억 효과라고 한다.

실제로 다리를 절단한 환자들을 보면 적게 먹고, 운동하고, 먹는 약이나 인슐린 주사를 맞는 방법을 사용하고 있었던 경우가 많으며 그 외에 당뇨병에 좋다는 치료, 병원이나 민간요법에서 권하는 방법을 열심히 한 사람들이었다.

다시 정리를 하면 다리를 절단하는 비극은 첫째, 하루아침에 생긴 것이 아니고 오랜 기간 누적된 결과다. 잘못된 치료를 한다고 하더라도 하루아침에 이러한 무서운 결과가 나타나지 않는다.

둘째, 몸이 더 이상 망가지기 전에, 서서히 망가진 것들이 몸에 축적되기 전에, 결정적인 피해를 입기 훨씬 전에, 즉 고혈당 기억 효과가 축적되어 당뇨병 합병증을 만들기 훨씬 전인 초기에 과학적인 인슐린펌프 치료방법을 빨리 시작할수록 다리를 절단하지 않고 정상으로 돌아갈 수 있다. 물론 **잘못된 당뇨 치료방법을 계속하여 다리 절단 선고를 이미 받은 많은 환자들도 인슐린펌프 치료로 바꾼 후에 다리를 절단하지 않고** 정상 다리를 유지한 사례도 매우 많다.

그러나 이러한 위험을 감수하지 않고 초기부터 원인을 치료하는 인슐린펌프 치료를 통해 합병증을 예방하는 것이 더욱 현명한 방법 아닐까.

망막증

눈은 우리 감각기관 중 90% 이상의 외부정보를 받아들이는 장소이다. 아주 중요한 장기이다. 따라서 다리를 절단한 환자에 버금가게 절망을 주는 합병증이 바로 눈의 망막 파괴인 망막증이다.

당뇨치료를 적절하게 관리하지 못하면 눈의 모세혈관들이 파괴되어 혈관이 없어지게 된다. 망막 시신경 세포가 사멸하게 되면서 결국은 실명하게 되는 것이다. 태어날 때 정상 시력이었지만 나중에 실명된 환자의 실명 원인 중 가장 많은 것이 바로 당뇨병 망막 합병증이다.

이것도 하루아침에 혹은 한 달 동안 혈당을 높게 유지해서 이러한 무서운 합병증인 망막증이 온 것이 아니다. 장기간 동안, 적어도 10년 이상, 잘못된 당뇨 치료로 인한 결과 이렇게 심각한 합병증이 오는 것이다.

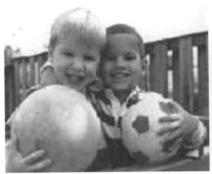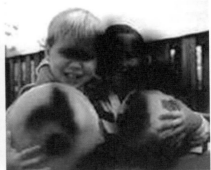

▲정상인의 시야(좌)와 망막증 환자의 시야(우)

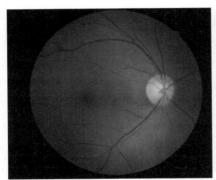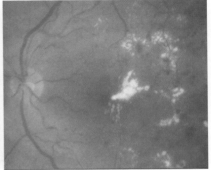

▲정상인의 망막(좌)과 당뇨병성 망막(우)

실제로 이 망막증은 원인적 치료가 아닌, 합병증을 예방하지 못하는 비과학적인 당뇨치료, 즉 적게 먹는 식이요법, 운동요법, 먹는 약, 인슐린 주사 요법을 하는 경우에 많이 보게 된다.

그러므로 이러한 합병증도 예방하기 위해서는 초기부터 가장 좋은 당뇨병 치료를 해야만 한다. 눈이 나빠지면 바로 그때에 나쁘게 하는 치료를 버리고 좋은 치료로 바꾸면 된다고 생각할 수 있다. 그러나 이는 우리 몸의 성질을 모르고 하는 소리이다. 즉 '고혈당 기억효과'를 이해하지 못하기 때문에 그렇다.

간단히 설명하면 한 번 혈당이 높은 상태를 경험했다면 그 고혈당 기억은 상당히 오랜 기간동안 남아 있게 된다. 그래서 나중에 고혈당을 치료해서 정상혈당치를 유지하고 있다 할지라도 그전에 고혈당의 나쁜 효과가 계속 영향을 미쳐 합병증을 야기하고 악화시키는 것이다.

따라서 눈이 나빠질 때까지 기다리지 말고 무조건 당뇨병은 초기부터 가장 과학적인 인슐린펌프 치료를 해야 한다. 그래야 정상 영양 상태를 유지하면서 정상혈당치를 계속해서 유지할 수 있어 무서운 합병증을 막을 수 있다.

특히 망막증을 치료하기 위해 레이저 치료, 항체주사 등을 하게 된다. 그러나 이 방법들은 당뇨병 환자의 망막증 발생 원인을 제거하는 것이 아니기 때문에 오히려 점점 심해지는 경우를 많이 본다. 따라서 망막증을 발생시키는 기존의 당뇨병 치료방법을 버리고 망막증을 예방할 수 있는 과학적 증거가 있는 인슐린펌프 치료로 즉시 바꿔야만 한다. 제대로 된 영양섭취와 인슐린펌프 치료로 당뇨병의 원인에 대한 치료를 적절히 하면 이미 발생한 눈의 망막증도 회복되는 경우가 많다.

당뇨병성 신장증

신장은 우리 몸의 노폐물을 밖으로 배출하는 장치이다. 이것이 망가지게 되면 몸에 노폐물이 쌓여 생명을 유지할 수 없게 된다. 온 몸에 노폐물이 많이 쌓이는 것을 요독증이라 한다.

한국의 인공신장실(혈액투석실)에서 혈액투석하는 환자의 대부분이 당뇨병 환자이다. 그러나 인슐린펌프 치료하는 환자들에게는 이러한 신장합병증이 거의 오지 않는다.

당뇨병성 신장합병증도 결국은 기존의 적절치 못한 당뇨 치료로 키워온 경우이다.

따라서 환자들은 치료방법을 선택할 때 현명하게 초기부터 잘 결정해야 할 것이다. 이미 기존의 당뇨 치료방법으로 신장합병증이 왔다 하더라도 신속히 인슐린펌프로 치료방법을 바꾸면 신장기능이 좋아져서 신장합병증을 막을 수 있고 신장기능이 호전되는 경우도 많이 본다.

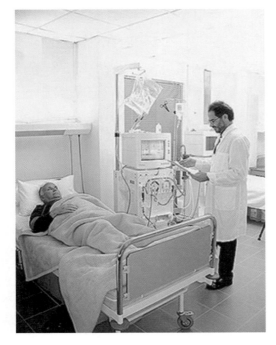

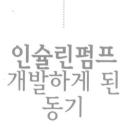

인슐린펌프
개발하게 된
동기

레지던트 2년차를 지내던 시절이었다. 38살에 삶을 마감한 여자 당뇨병 환자의 진료에 참여했었다.

그녀가 34살이었을 때 우리나라의 유명한 병원에 당뇨병을 치료하기 위해 입원을 했다. 이 환자는 의사의 말을 믿었다. 의사가 알려준 방법대로 열심히 치료를 한 것이다.

식이요법 하라고 해서 음식을 가려 먹고, 매일 규칙적으로 운동도 했다. 의사가 처방해 준 당뇨병 약도 성실히 시간을 지켜가며 먹었다.

처음 치료를 받을 때부터 병원에서 하라는 대로 열심히 한 것이다. 그런데 혈당치는 $200\mathrm{mg}/\mathrm{d}\ell$ 이상 유지되는 것이 거의 대부분이었다. 입원기간동안에도 마찬가지로 혈당은 $200\mathrm{mg}/\mathrm{d}\ell$ 이상이었다.

환자는 날로 몸이 쇠약해지고 팔다리에 통증을 느끼고 시력도 나빠지기 시작했다. 게다가 소변에서 단백질이 나오는 것이 검사상 발견되었다. 당뇨 약으로 당뇨병 치료를 시작한지 약 2년 만에 여러 종류의 당뇨병 합병증의 증세가 보이기 시작한 것이다.

그럼에도 불구하고 병원에서 의사가 처방한 약을 충실히 먹고 일반적 상식으로 알려진 식이요법을 했다. '현미, 잡곡밥, 콩, 채소 많이 먹기', '고기 적게 먹기', '기름 먹지 말기'를 충실히 한 것이다. 운동도 의사의 지시대로 열심히 했다. 하지만 높은 혈당과 합병증으로 입원을 여러 번 했다. 그러나 몸은 좋아지지 않고 점점 나빠졌다.

그 당시 환자는 의사로부터 "당뇨병은 완치가 안 되는 병이고 합병증은 틀림없이 오는 병"이라고 들어 왔기 때문에 당연한 결과라고 생각했다.

여러 번의 입원과 퇴원을 반복한 후에 당뇨치료한지 4년 후 즉 나이가 38세 된 때에 눈의 망막은 다 파괴되어 실명이 되었다. 몸은 야위고 근육이 거의 소실되어 잘 걷지도 못했다. 신장 기능은 극도로 파괴되어 심한 요독증으로 숨이 차 숨쉬기도 곤란한 지경에 이르게 되었다.

그녀는 결국 내가 보는 앞에서 숨을 거두었다. 이 때 남편이 아내의 시신을 부여잡고 얼마나 통곡하는지 그 모습이 아직도 눈에 선하다.

"우리나라에서 가장 훌륭한 당뇨 의사가 하라는 대로 식이요법도 하고, 먹는 약도 잘 먹고, 운동도 하고. 입원도 하라면 하고, 정말 하라는 대로 다 했는데 당신이 이렇게 가시니 나는 어떻게 살라 합니까! 5살, 7살 된 우리 아이들을 남겨두고 가면 어떻게 합니까. 어머니 없는 아이로 나 혼자 어떻게 키우라고 먼저 가십니까."

몇 가지 질문을 던지고 싶다.

이 당뇨병 환자가 4년 만에 당뇨병 합병증으로 죽는 것이 당연한 일이라고 생각하는가?

의사들이 이야기하는 '당뇨병은 완치 안 된다'는 말이 사실로 여겨지는가?

'당뇨병 합병증은 틀림없이 온다'는 말이 그냥 협박정도로 들리는가?

이 여자 환자의 죽음은 매우 충격적인 일이었다.

이때부터 온통 내마음은 의사들이 당뇨병 환자를 살리지 못하는 이유가 무엇인가를 생각하게 됐다. 그리고 환자를 살리지 못한 것은 치료방법이 잘못됐기 때문이라고 여겼다. 의사는 환자를 살릴 의무가 있다. 환자를 고치는 기술이 필요하다. 좋은 의료기기가 필요하다는 결론에 이르렀다. 게다가 외국에서 들여온 의료기기는 값이 비싸서 환자들을 살리기 어렵다. 때문에 누구나 이용할 수 있는 국산 의료기기를 개발해야겠다는 결심을 하게 된 것이다.

당뇨병 치료기기를 개발하기 위해 우선 당뇨병 치료의 문제가 무엇인지 파악하기 시작했고, 문제를 해결하기 위해서는 당뇨병의 원인을 알아야 했다.

진정한 원인은 인슐린 부족이다. 따라서 궁극적 해결 방법은 인슐린부족을 정상인과 같은 상태로 만들어 주는 것, 인슐린을 정상인과 같은, 정상적인 생리적 방법으로 정상패턴에 맞게 공급해 주는 것이 필요하다는 것을 알았다. 하지만 기존의 약이나 주사로는 우리 몸에 맞는 인슐린 패턴에 맞춰서 공급해 줄 수 없다는 것을 발견했다.

그래서 정상인의 인슐린 패턴에 맞추어 자동적으로 공급해 주면서도 편리하고 효율적으로 치료하는 기계를 만드는데 힘썼다. 우리 몸에 있는 정상 췌장과 똑같이 움직이는 기계를 만들기로 한 것이다. 즉 췌장의 인슐린분비가 비정상적인 당뇨병 환자에게 정상인의 췌장과 같이 인슐린을 공급하여 주는 일종의 인공장기인 인공췌장기를 만들어야 한다는 결론에 도달했다.

드디어 1979년 세계 최초로 휴대용 인공췌장기인 '인슐린펌프' 개발에 성공했다(동아일보 1980년 3월 5일 기사 참고). 인슐린펌프는 자연 생리 그대로 인체에서 필요한 양의 인슐린을 꼭 필요한 때에 공급해 주는, 조물주가 설계한 것에 가장 가까운 인슐린 공급이 가능하도록 만든 것이다.

아직도 잊혀지지 않는다. 인슐린펌프 개발 후 실험을 할 때였다. 이론으로는 가능했지만 과연 성공할 수 있을지 두려웠다. 12살의 여아 환자에게 최초로 시행했다.

조마조마한 순간이었다. 그러나 30분부터 300~400mg/dℓ으로 높았던 혈당치가 120mg/dℓ 이하로 정상화 되기 시작했다. 얼마나 기뻐했는지 하나님께 감사기도 드렸다. 대성공이었다.

한몫한다〈3〉

동아일보 1980년3월5일자 기사전문

고통받는 당뇨환자많아 착수…전자공학 취미 큰힘
의사로서의 안일한 생활보다 의공학 도전하겠다

최수봉 씨〈29세. 서울대병원의공학과팀〉

"환자들을 대할 때 어떻게 하면 보다 효과적이고 근본적인 치료를 할 수 있을지 생각했습니다. 그럴 때마다 외국에서는 널리 활용되는 최신의료기재를 생산도 못하고 수입조차 제대로 못하는 우리네 현실이 안타깝더군요"

지난달 서울대병원 의공학과팀(과장 민병구)의 인공췌장개발(본지 2월23일)에 실질적 역할을 한 최수봉씨는 기쁨을 감추지 못한다.

최 씨의 의공학과의 인연은 19년 전으로 거슬러 올라간다. 초등학교 5학년 무렵이었다. 가게에서 재료를 사다 라디오를 만들어 보았다. 부품 하나하나 흩어져 있을 땐 아무런 구실도 못하던 것이 이리저리 뜯어 맞추어 조립해내자 훌륭한 라디오가 됐다. 자신의 힘으로 하나의 작품을 만들 수 있다는 것이 신기하고 자랑스러웠다. 이때부터 최 씨는 각종 전자제품조립에 몰두했고 아무리 복잡한 것이라도 척척 해내게 됐다. 그러다가 차차 그의 관심은 단순한 흥미에서 학문적 관심으로 바뀌게 됐고.

3대째 내려오는 가업을 이어받기 위해 의과 대학에 진학해서도 틈틈이 전자공학을 파고들었다. 사람의 생명을 다루는 의학이란 중요한 학문을 배우면서 전자공학까지 공부하자니 다른 취미생활에는 눈을 돌릴 틈도 없었다. 외국에서 발간되는 정기간행물도 빼놓지 않고 읽었다. 그러던 중 의공학이란 새로운 분야를 접하게 된 것이다. 막혀있던 시야가 넓게 트이는 기분이었다. 더구나 지난해 7월 서울대병원에 의공학과가 문을 열자 최 씨의 꿈은 나날이 구체화됐다.

병아리내과의사로서 접하는 환자 중엔 당뇨병으로 고통받는 이들이 많았다. 인슐린치료에 의존하는 이들을 본 그는 필요한 때 적량의 인슐린을 공급할 수 있는 인공췌장을 만들기로 했다. 의공학팀에서도 적극적으로 밀어주었다. 때로는 '선진국에서도 도입 개발단계에 있는 이 기재를 내가 만들 수 있을까' 하는 조바심도 일고 도중에 주저앉고 싶은 마음도 들었다. 그럴 때마다 '병든 이들을 위해 무엇인가 이룩해야 한다'는 신념으로 버티고 나갔다. 후배들도 잘 따라주었고 다른 파트에서도 호응해왔다. 젊은이들이 합심해 일을 밀고 나갔다. 어쩌다 후배가 꾀를 부릴 때면 '젊은 놈이 신념도 없이 무얼 하겠느냐'고 꾸짖기도 했다.

마침내 인공췌장이 완성되고 지난달 임상실험에 성공했을 때 그는 감사의 기도를 올렸다. 안락하고 쉬운 길을 마다하고 험난한 길을 택한 보람을 찾은 것이다.

"그러나 좀 더 빠른 시일 내로 만들지 못한 것이 가슴아프다."는 최씨는 지난해 무의촌에서 돌보던 환자얘기를 꺼낸다.

"인슐린치료의 혜택도 못 받던 그 환자에게 인공췌장이 완성되면 제일 먼저 고쳐주겠다고 약속했었지요. 그런데 완성된 후 연락을 했더니 보름 전에 숨졌더군요"

그때처럼 의사로서의 사명감을 깊이 느낀 적은 없다고, 조금만 더 부지런했더라면 한목숨을 구했을 거라고 안타까워 한다.

"내가 어려운 일을 해낼 수 있었던 것은 젊음 때문"이라는 최씨는 "조금이라도 약하고 외로운 이들을 위해 가치있는 일을 해야만 인간다운 삶"이라고 강조한다. 내과전문의가 된 후에도 의사로서의 편안한 생활보다는 의공학 연구에 도전할 생각이다. 커다란 꿈을 차근차근 이루고 있는 최수봉 씨는 "기회주의적이고 나약한 인간은 아무것도 이룰 수 없다"며 "젊은 놈이라면 어떤 고통이 닥쳐도 꿈을 향해 나아가야 한다. 좌절하지 않고 끝까지 노력하면 아무리 어려운 일이라도 분명히 해낼 수 있다"고 힘주어 말한다. / 김상 기자

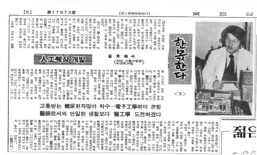

▲동아일보 인슐린펌프 개발 성공 기사(1980. 3. 5)

이후 지속적으로 인슐린펌프를 개선하면서 췌장에서 인슐린이 분비되는 패턴에 가장 가깝도록 발전시켰다.

이후 1999년 유럽 의료기기 인증 획득, 2000년 미국 FDA 승인, 미국, 영국, 프랑스 등 세계 10개국에서 30개의 특허 취득, 세계 당뇨병학회에서 인슐린펌프 치료성과 논문을 발표하는 등 인슐린 펌프에 대한 세계의 관심도 집중되기 시작했다.

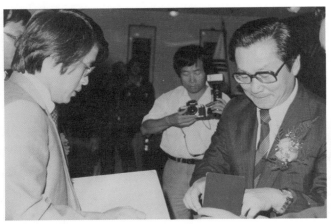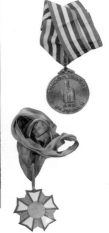

▲1981년 11월 13일 전국신기술 및 발명품 경진대회 수상식

물론 인슐린펌프 의료기기를 개발하면서 많은 어려움도 있었다. 의사가 의공학을 연구한다는 것이 전무하던 시대였기 때문이다. 또한 인슐린펌프가 당뇨병 치료와 관해(완치)에 이르게 한다는 수많은 논문을 발표했지만 인슐린펌프 치료에 대해 무시하는 의사들도 있었다.

그러나 국제당뇨학술지에 인슐린펌프 치료 시 당뇨환자 췌장의 인슐린 분비기능이 정상화되고 완치된다는 여러 논문이 게재 발표되고 세계 당뇨병학회 등에서 여러 차례 논문을 발표하여 당뇨병은 불치병이 아니라 합병증도 예방되고 완치된다는 사실이 이제 널리 알려졌다. 세계 인슐린펌프 학회 회장으로서 이러한 기술을 전 세계 의사들에게 알리는데도 더욱 힘쓰고 있다.

35년간 수만 명 이상의 당뇨환자에게 인슐린펌프 치료를 해왔다. 이들이 인슐린펌프로 치료하면서 완치되기도 하고, 합병증 걱정없이 건강하게 사는 모습을 많이 볼 수 있었다. 이 치료를 통해 그들이 다시 웃을 수 있다는 것이 매우 자랑스럽다.

이제 여러분의 건강을 위해 어떤 결단을 내릴 것인가?

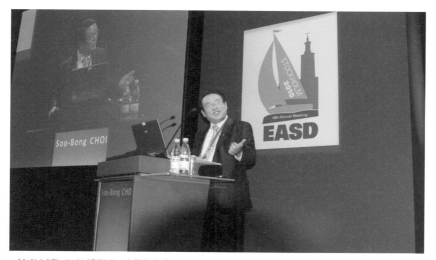

▲2010년 9월 EASD(유럽당뇨병 학술대회) 스웨덴 스톡홀름에서 학술발표

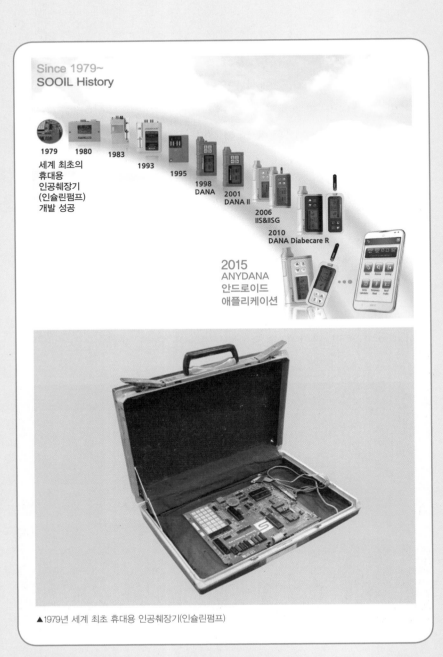

Since 1979~
SOOIL History

1979 1980 1983

세계 최초의
휴대용
인공췌장기
(인슐린펌프)
개발 성공

1993

1995

1998
DANA

2001
DANA II

2006
IIS&IISG

2010
DANA Diabecare R

2015
ANYDANA
안드로이드
애플리케이션

▲1979년 세계 최초 휴대용 인공췌장기(인슐린펌프)

당뇨병 환자로부터 받은 특별한 선물

환자들이 종종 넥타이, 구두표, 곶감 등을 보내온다. 자신의 몸이 건강해지니 고마움의 표시로 여러 가지 선물을 보내오는 것이다.

그 중에서 특이한 것이 있다. 우리나라의 둘째라면 서러워할 대형 대학병원의 재단 이사 중(법대 명예교수) 한 사람이 선물한 도자기이다. 인슐린펌프 치료를 받은 후 망막증이 없어지고 시력이 회복된 것이다. 심장도 좋아지고 신경합병증도 좋아졌다. 그래서 고마움의 표시로 자작시를 도자기에 써서 선물한 것이다.

사실 이 환자가 재단이사로 있는 종합병원은 인슐린펌프를 결사적으로 못하게 하는 당뇨병 전문센터이다. 처음에는 이곳에서 당뇨치료를 받으며 주 치료 방법으로 당뇨 먹는 약을 복용해 왔다. 하지만 혈당이 식전 250mg/dℓ, 식후 350mg/dℓ

이상으로 계속 유지되었다. 결국 심한 망막증, 심장 협심증, 신경 합병증으로 일상생활에 크게 지장을 받은 것이다.

본인이 소속해 있는 병원에서도 자신을 치료하지 못하자 인슐린펌프 치료를 하기로 결심한 것이다. 그리고 인슐린펌프 치료 시작 70여일 후에는 퇴원하면서 본인의 시를 적어 도자기를 주고 갔다.

시에는 당뇨병 합병증이 회복되면서 잃었던 시력을 회복하고 그 감격을 적은 내용이 담겨있었다.

재단 이사는 인슐린펌프 치료 전 어떻게 치료했는가?

먹는 약으로 치료했음에도 불구하고 혈당이 200㎎/㎗ 이상이고 눈에 망막증, 심장합병증, 신경합병증이 왔다는 점을 눈여겨 볼 필요가 있다.

먹는 약 치료가 합병증을 막는데 도움이 되지 않고 오히려 당뇨병의 여러 합병증을 악화시키는 결과를 가져왔다.

최수봉 교수님께 드리는 선물

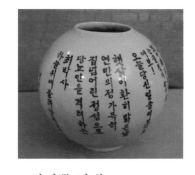

맑은 하늘에
검은 구름 모여들고
암흑의 공포
가슴에 조여드네

보배 진 같은 아들도
효성스런 딸도
말을 잃을 즈음

저기
높(崔)은 곳에
수(秀)려한
봉(峰)우리가 있다기에
더듬어 더듬어 찾아갔었네

어여쁜 아내
충주호 맑은 물에
눈물짓기
칠십여 일
여보!
오늘 당신 얼굴이 보이오.

햇살이 환히 밝은 날
연민의 정 가득히
집념어린 정성으로
당뇨인을 격려하는
최 박사
하늘 위에 올려놓고 싶어라

당뇨병 치료의
문제점

　당뇨환자들이 같은 기간 동안 가장 많은 피해를 보는 특징을 모아보았다.

　첫째, 적게 먹는 식이요법을 하는 경우, 둘째, 먹는 약으로 치료한 경우, 셋째, 혈당이 고혈당임에도 불구하고 똑같은 치료를 계속하는 경우였다.

　당뇨를 치료하는 의사로써 환자들의 당뇨치료 행태를 보면 이상한 점이 있다. 혈당이 높으면, 예를 들어 200mg/dl이 되면 합병증이 온다는 것은 너무나 잘 알고 있다. 그리고 자신을 치료하는 주치의도 지속적으로 고혈당이 유지되는 것은 위험하다고 이야기해 준다. 하지만 치료를 받고 있음에도 불구하고 계속 혈당을 합병증이 올만큼 높게 유지하고 있다. 그런데도 계속 똑같은 치료를 하고 있고, 환자는 똑같은 치료를 받고 있다.

그렇다면 합병증이 만들어지는 것은 당연한 이치 아닌가?

이상한 점이 또 있다. 정상인 보다 적게 먹으면서 정상인과 똑같은 건강상태를 유지할 수 있다고 믿는다는 것이다. 과학적인 사고방식으로는 이해가 되지 않는다.

건강상태가 정상인이라 할지라도 당뇨환자가 먹는 정도의 음식양을 섭취하게 된다면, 즉 정상보다 반 이하의 음식을 먹으면 그는 자신의 체중과 건강을 유지할 수 없다. 정상인도 그 정도의 식사로는 체중 감소, 영양실조 등으로 건강을 잃어버리게 될 텐데 건강상 약자이며 영양분을 소변으로 버리는 당뇨병 환자의 경우에는 그 피해가 더 심각하지 않겠는가?

상식적으로도 적게 먹는 식이요법이 오히려 당뇨환자에게 해를 끼친다는 것을 쉽게 알 수 있지 않은가?

실제로 식이요법을 철저히 한 사람들에게서 당뇨병 합병증이 훨씬 더 심하고 많은 것을 발견하게 된다.

그리고 먹는 약은 당뇨병의 근본적인 원인을 개선하지 않고 오히려 악화시키는 것이 과학적으로 잘 알려져 있다.

당뇨병 치료의 문제점
· 잘못된 식이요법(적게 먹는 것)
· 먹는 약
· 고혈당인데도 같은 치료 계속하는 것

먹는 당뇨 약
당뇨병
점점 악화시킨다

최근 일본에서 새로 개발된 당뇨병 약을 복용한 환자 10명이 부작용으로 사망하면서 당뇨병 먹는 약에 대한 안정성 논란이 불거졌다. 이약의 부작용 사례도 3천700명에서 4천800건이나 보고됐다. 피부장애, 요로결석, 탈수증과 같은 중증 부작용은 630건이나 된다.

문제의 당뇨병 약은 'SGLT-2 억제제'를 포함한 제품으로 미국에서도 유사한 보고가 많이 있다. SGLT-2 억제제는 차세대 당뇨병 치료제로 알려졌지만 최근에는 유럽과 미국에서 하지절단 위험을 키운다는 경고가 계속 나오고 있는 상황이다.

미국식품의약국(FDA)은 유명한 다국적 제약회사의 당뇨약 부작용에 관한 2개의 임상시험 결과, 이 약을 복용한 성인형(2형) 당뇨 환자의 경우 당뇨 합병증으로 수족을 절단해야 하는 위험이 위약

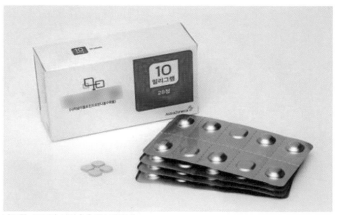

▲일본에서 먹는 당뇨약으로 10명이 사망한 기사가 대대적으로 보도된 바 있다.

(Placebo) 복용군보다 2배 큰 것으로 나타났다고 보고했다. 따라서 제품 설명서에 이에 대한 수족 절단의 위험을 확실히 알리는 경고문을 넣도록 지시하였다.

유럽 식약청에서는 이 당뇨약 제품에만 국한하지 않고 SGLT-2 억제제 계열 당뇨약 전체를 포괄해서 족부 및 하지 절단 위험 경고문을 넣도록 조치를 취했다.

상황이 이러함에도 불구하고 한국은 아직도 SGLT-2 억제제 계열 약에 대한 안정성 문제를 설명해주는 어떠한 조치도 취하지 않은 상태에서 이 계열의 약이 출시돼 처방되고 있다.

먹는 당뇨 약! 정말 당뇨병 환자를 위한 치료제일까?

당뇨병의 먹는 약은 실제로 약은 먹기 쉽고, 혈당치를 어느 정도 떨어뜨려 주는 것은 사실이다. 그러나 먹는 약으로 당뇨병이 완치되는 경우는 거의 없다. 적게 먹는 식이요법은 영양을 적게 섭취하게 하여, 즉 포도당 등을 적게 섭취하여 혈당을 떨어뜨리고 운동은 포도당 사용을 증가시켜 일시적으로 혈당을 정상화시킬 수 있다. 이것을 보고 당뇨병이 낫다고 착각할 수 있다. 그러나 지속적인 영양상태의 악화, 체중감소, 근력감소, 시력감소, 불면증 등을 동반하게 된다.

당뇨병 먹는 약에는 여러 종류가 있다.

그중 가장 많이 사용하고 있는 설포닐유레아 계통, 바이구아나 계통 약들에 대한 췌장 기능에 대한 영향을 보여준 여러 학술 연구들이 있다.

이 두 계통의 약들은 당뇨환자들에게 일차적으로 제일 많이 처방되는 약들이다. 실제로 이 약으로 치료할 때 췌장의 인슐린 분비 능력을 측정해 보면 1년에 약 4%씩 췌장의 인슐린 분비기능이 감소됨을 관찰할 수 있다. 즉 당뇨병은 췌장에서의 인슐린 분비기능이 감소된 것이 원인인데 이 췌장기능이 먹는 약으로 호전되지 않고 오히려 1년에 4%씩 기능면에서 감소되는 것이다. 따라서 당뇨병 상태는 더욱 위중하게 되고 고혈당도 지속되어 당뇨병의 합병증은 계속 증가하게 된다.

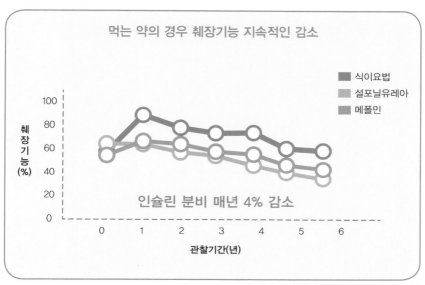

먹는 약의 경우 췌장기능 지속적인 감소

■ 식이요법
■ 설포닐유레아
■ 메폴민

췌장기능(%)

인슐린 분비 매년 4% 감소

관찰기간(년)

출처 : UKPDS16, Diabetes 1995;44:1249–58

이렇게 췌장기능이 먹는 약으로 감소하면 인슐린 부족상태가 심해져 결과적으로 혈당치가 더욱 올라가게 된다. 따라서 합병증도 더욱 심하게 오는 것이다.

당뇨병 합병증을 예방하려면 당화혈색소를 6.5% 정도는 유지해야 한다. 그런데 먹는 약으로 치료하면 당화혈색소가 정상화되는 것이 아니라 점차 증가되어 합병증을 유발하게 된다. 그러므로 먹는 약은 당뇨 치료를 목적으로 복용한다고 하지만 오히려 우리 몸을 해친다고 해도 과언이 아니다.

특히 설포닐유레아 계통의 먹는 약 치료제는 그 독작용에 대해 학문적으로 보고된 것이 있다. 대학 그룹 당뇨병 연구로서 톨부타

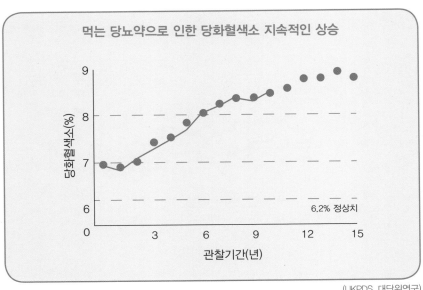

먹는 당뇨약으로 인한 당화혈색소 지속적인 상승

(UKPDS, 대단위연구)

마이드라는 설포닐유레아 계통을 복용한 환자는, 당뇨 먹는 약으로 치료하지 않은 당뇨환자에 비해서 심장마비로 사망한 확률이 3배 증가함을 발표했다.

의사들이 구독하는 전문 신문인 의계신문에 발표된 내용에 의하면 "설포닐유레아가 당뇨병 사망률을 높인다"는 캐나다 연구팀의 '5,795명 당뇨병 환자 데이터 분석결과'를 발표했다.

최근에 많이 쓰는 약으로 GLP-1 계통의 약도 있다. 혈중의 GLP-1의 농도를 증가시키는 약들이다. 그러나 당뇨병의 진정한 원인이 GLP-1 호르몬의 감소에 있는 것이 아니라 인슐린 부족이 진정한 원인이므로 이 약품 또한 올바른 치료제가 될 수 없다.

▲의계신문에 게재된 '설포닐유레아가 당뇨병 사망률 높인다' 기사 내용(2006. 2. 2)

또한 이러한 약품들은 혈당저하 효과가 아주 미미하여 당화혈색소 수치로 0.5~0.75% 감소 밖에 없다.

가격도 설포닐유레아 계통보다 매우 비싸 가격대비 혈당저하 효과가 매우 적어 비경제적인 면도 있다. 췌장염, 췌장암, 갑상선암, 면역력 저하 효과, 감염의 증가, 심장기능의 저하 등의 위험도 알려지고 있다.

제2형 당뇨병 환자에게 일반적으로 처방되는 경구혈당강하제인 DPP4-억제제가 망막병증을 악화시킬 수 있다는 최근 연구결과도 나왔다. 이는 서울의대 김 교수와 선도형 세포치료연구사업단 이 박사팀이 세계최초로 발표한 것으로 세계적 과학학술지 '네이처'의 자매지인 사이언티픽 리포트에 2016년 7월 6일 발표된 내용이다.

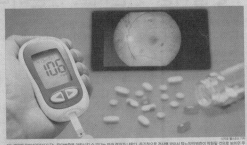

조선일보 제29713호   제약·의료기기

"처방 1위 당뇨병약, 망막병증 악화 위험… 복용 신중해야"

(DPP4억제제)

서울대 김효수 교수팀 연구 결과
망막 신생혈관 만들어 합병증
임의로 끊지 말고 의사 상담해야

SGLT2억제제, 콩팥 손상 위험
탈수 심한 사람은 복용 주의를

당뇨병 환자들이 가장 많이 복용하는 당뇨병약 'DPP4억제제'의 부작용 가능성을 제기한 연구 결과가 나오면서, 당뇨병 환자들의 우려가 커지고 있다.

이를 초 DPP4억제제가 당뇨망막병증을 악화시킬 수 있다는 서울대병원 연구팀의 논문이 '사이언티픽 리포트'에 실렸다. DPP4억제제는 경구용 혈당 강하제로, 혈당을 낮추는 기능을 하며 인크레틴 호르몬의 분해를 억제하는 작용을 해서 혈당을 관리한다. 국내에서 시판되는 DPP4억제제는 종류가 많은데, 자누비아(MSD), 트라젠타(베링거인겔하임), 가브스(노바티스), 테넬리아(한독)에 국내 당뇨병 환자의 30~40%가 복용하고 있을 정도로 널리 쓰이는 약물이라는 것이다. 이 외에도, 또다른 당뇨병약인 'SGLT2억제제'의 콩팥 등과 같은 당뇨병약의 부작용 관련 뉴스가 꾸준히 나오면서 당뇨병 환자들은 불안해하고 있다. 당뇨병약, 마음 놓고 복용해도 되는 것일까?

◇"당뇨망막병증 환자, 약 바꿔야"
서울대병원(순환기내과) 김효수 교수팀은 5년의 세포와 쥐를 이용해 DPP4억제제가 당뇨망막병증을 악화시킨다는 사실을 알아냈다. 특히, 쥐를 대상으로 한 실험에서는 DPP4억제제를 썼을 때 당뇨망막병증이 위험이 1.5배로 커지는 것으로 나타났다. 염증 물질의 하나인 SDF를 억제하지 못하고 과다 축적되게 하기 때문인 것으로 추정됐다. 이 염증 물질은 신생 혈관이 막 만들어지게 하고, 현장이 혈관 바깥으로 쉽게 나오도록 하는 성질이 있다. 신생 혈관이 망 생기는 부위로, 신생혈관은 잘 터져 혈액 누출이 있어나 당뇨망막병증이 악화된다고 연구팀은 설명했다.

김효수 교수는 "환자 대상 임상 연구가 추가적으로 이뤄져야 하겠지만, DPP4 억제제가 당뇨망막병증을 악화시킨다는 이론적인 가능성은 충분하므로 주의할 필요가 있다"고 말했다. 그는 이어 "이 약물을 복용하는 당뇨병 환자라면 반드시 주기적으로 망막검사를 받아서 조금이라도 망막병증이 악화될 기미가 보이더라면 다른 종류의 약으로 바꿀 것을 권한다"고 말했다.

한양대병원 내분비내과의사 김응선 교수는 "한 편의 연구 경과만 갖고 이 약을 쓰는 모든 환자가 약제를 변경할 필요야 지는 없지만, 조금의 가능성이라도 제기된 만큼 증증의 당뇨망막병증을 앓고 있는 환자라면 약에 대한 주치의와 상의해보는 게 좋을 것"이라고 말했다. 세브란스병원 내분비내과 차봉수 교수는 "처음 출시된 2007년부터 많은 환자들이 이 약을 복용해왔지만, 실제 임상에서 DPP4억제제를 썼을 때 당뇨망막병증이 악화된다는 보고는 없었다"며 "의사들이 환자에게 이 약을 처방할 때는 망막상태 등 종합적인 것을 고려할 것이므로, 환자가 으레 겁먹고 임의로 약을 끊는 일이 있어서는 안 될 것"이라고 말했다.

◇FDA "표시가, 급성 콩팥 손상 위험"
한편, SGLT2억제제는 2016년에 새로 나온 당뇨병약으로, 콩팥에서 포도당이 재흡수되는 것을 차단해 소변으로 배출시켜 혈당을 떨어뜨리는 작용을 한다. 우리나라에서는 포시가(아스트라제네카), 자디앙(베링거인겔하임), 슈글렛(아스텔라스)이 판매되고 있는데, 이 중 포시가에 대해 미국 식품의약국(FDA)에서는 지난 달 "급성 콩팥 손상 위험이 증가할 수 있다"는 경고 문구를 추가하라고 통지한 상황이다. 우리나라 식품의약품안전처도 업계 위해 알약 임상 상황을 검토하는 중인데, 이에 대해, 국내 의사들은 "탈수가 심한 당뇨병 환자라면 급성 콩팥 손상 위험이 있을 수 있으므로 약 복용에 주의가 필요하다"고 말했다.

환화윤 헬스조선 기자

▲ 조선일보 2016년 7월 20일자 기사

이들 연구에 따르면 쥐를 이용한 망막혈관실험에서 DPP4–억제제를 투약받은 쥐에서 위약을 투약 받은 쥐보다 망막 혈관의 누수, 누혈 현상이 3배나 증가한 것이다. 특히 당뇨를 유발한 쥐 군에서는 망막병증이 1.5배나 증가했다. 따라서 "DPP4–억제제는 당뇨병 환자에서 당뇨병성 망막병증을 악화시킬 개연성이 충분하다"고 발표했다. 또한 망막병증 이외에도 심부전 증세를 초래한다는 가설도 제시했다.

당뇨병 먹는 약들은 당뇨병의 원인을 개선시키는 약이 아니기 때문에 당뇨병을 근본적으로 치료하지 못한다. 다만 혈당치만 어느 정도 떨어뜨리는 불완전한 치료제인 것이다. 그렇기 때문에 우리 신체에 여러 종류의 부작용이 올 수 있다. 그러나 현실은 제약회사에서 판촉을 많이 하는 중에 있다.

부작용 위험과 당뇨병의 근본적인 원인을 개선하지 못하는 먹는 약은 당뇨병 상태를 더욱 나빠지게 하고 여러 종류의 합병증이 더욱 심하게 올 수 있다는 것을 잊어서는 안 된다.

그렇다면 인슐린주사는 괜찮을까?

종류에는 NPH, 란투스, 믹스 인슐린 등의 인슐린주사 요법이 있다. 이 치료 방법은 정상적인 췌장의 인슐린 분비패턴과는 아주 달라 고혈당과 저혈당이 반복적으로 올 수밖에 없다.

이러한 고혈당과 저혈당이 반복되면 신체는 비정상적인 상태가 되어 망막증, 신장증, 신경합병증들이 심하게 발생하게 된다. 췌장의 인슐린 분비기능도 지속적으로 감소시키고 인슐린 저항성도 증가시켜 인슐린 주입양이 계속 증가하게 된다.

당뇨병 치료에 있어서 가장 중요한 것은 당뇨병의 근본 원인을 없애는 것이다. 당뇨병의 원인은 췌장에서 인슐린 분비가 감소되는 것이다. 따라서 인슐린분비를 정상화하는 것이 가장 올바르고 효율적으로 완치시키는 방법이며 합병증을 예방할 수 있다.

당뇨치료의
혁명!
췌장기능
회복하다

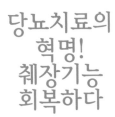

    2010년 유럽 스웨덴 스톡홀름에서 열린 제 43차 유럽당뇨병 학회에서 '인슐린펌프 치료로 감소되었던 췌장의 인슐린분비 기능의 증가' 논문을 7,000여명의 전 세계 당뇨병 학자들 앞에서 발표했다.

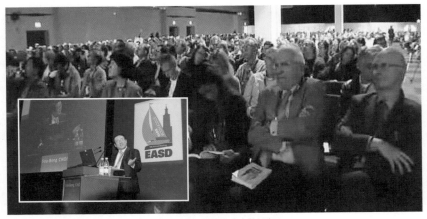

▲2010년 9월 EASD(유럽당뇨병 학술대회) 스웨덴 스톡홀름에서 학술발표

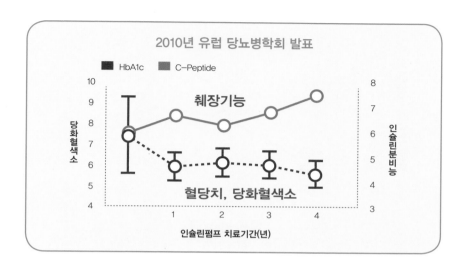

<2010년 유럽 당뇨병학회 발표> 그림에서 보는 바와 같이 췌장에서의 인슐린 분비능의 지표인 혈청 C-peptide 수치가 5.97ng/㎖에서 인슐린펌프 치료 1년 후에 6.64ng/㎖, 4년 후에는 7.46ng/㎖로 증가하였다. 당화혈색소는 7.44%에서 인슐린펌프 치료 1년 후에 5.96%, 4년 후에 5.6%로 혈당이 정상화됨을 발표했다.

즉 이것은 인슐린펌프 치료를 하면 먹는 약 치료와는 반대로 혈당 조절은 물론 췌장기능도 정상화됨을 밝힌 것이다.

2014년 6월 미국 샌프란시스코에서 열린 74차 미국당뇨병학회에서도 그림 <인슐린 분비력 정상화>와 <당화혈색소 정상화>에 나와있듯이 인슐린 분비능과 당화혈색소가 정상화됨이 밝혀졌다.

이것은 혁명적인 일로 세계의 많은 당뇨학자와 전문의들의 관심을 불러 일으켰다. 이러한 인슐린펌프의 당뇨병 치료 효과에 관심을 가

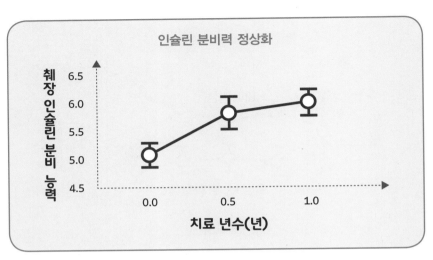

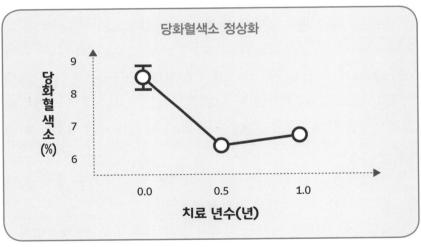

진 전 세계 당뇨의사들이 일명 세계 당뇨병 인슐린펌프학회를 결성했
다. 그리고 필자가 회장으로 추대되어 이러한 당뇨 치료의 희망적인
새로운 치료방법을 세계 각국 당뇨 전문의들에게 널리 알리고 있다.

당뇨병을 완치시킬 수 있는 근본적인 치료방법인 인공췌장기에 대한 학문적인 관심이 점점 높아졌다. 2012년 제72회 미국당뇨병학회(미국 필라델피아시)에서는 더 자세한 연구를 발표했다.

기존의 먹는 약 치료방법으로는 췌장기능이 계속적으로 감소하고 당화혈색소치는 지속적으로 증가해 당뇨병 합병증이 올 수밖에 없다고 잘 알려져 있다. **그러나 인슐린펌프 치료는 췌장기능이 감소하는 것이 아니라 오히려 증가해 당뇨병의 인슐린부족이 해결되고 따라서 혈당조절도 지속적으로 정상화됨을 밝혔다.**

특히 당뇨병을 일으키는 췌장의 저하된 인슐린분비 기능 회복이 당뇨병을 앓았던 기간 즉 유병기간과 관계가 있음을 밝혔다.

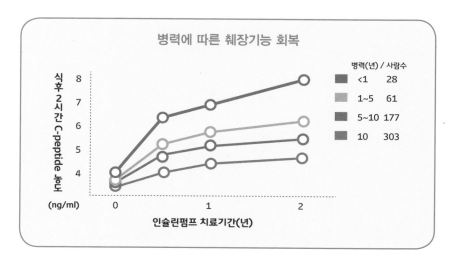

〈병력에 따른 췌장기능 회복〉 그림을 보면 당뇨병에 걸린 유병기간이 1년 이내의 환자의 경우 췌장기능은 급격히 증가해 인슐린펌프 치료 1년 후에는 혈청 c-peptide가 7ng/ml까지 증가해 정상화됨을 보여주었다.

이러한 췌장기능의 회복은 유병기간이 길수록 적다는 것을 보여주었다.

따라서 기존의 당뇨 치료로 췌장기능을 감소시키지 말고 될 수 있는 대로 초기에 인슐린펌프 치료를 하는 것이 당뇨병 완치와 합병증 예방에 중요하다는 것을 알 수 있다.

즉 인슐린펌프 치료는 말기에 하는 것이 아니라 초기에 하는 것이 옳다는 것을 밝힌 것이다.

세계가
주목하는
인슐린펌프

　인슐린펌프에 대한 세계의 관심은 매우 높다. 세계 각국의 당뇨병학회를 비롯해 세계당뇨병학회에서는 당뇨병치료의 획기적인 방법으로 인슐린펌프를 선택하고 있으며, 배우고 있다.

　2009년 4월 중국 당뇨병학회에서도 인슐린펌프 치료 효과를 발표했다.

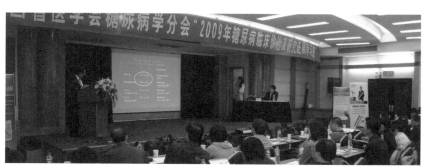

▲2009년 4월 중국 당뇨병학회.

2012년 10월 인도네시아 자카르타 시에서 열린 인도네시아 당뇨병학회에서 약 1,000여명의 당뇨병 의사들 앞에서 인슐린펌프 치료시 췌장의 인슐린 분비능의 회복에 대한 논문을 발표했다.

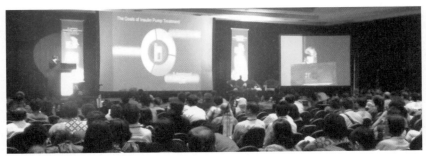

▲2012년 10월 인도네시아 당뇨학회

또한 중동 두바이에서 열린 중동 당뇨병학회에서도 이러한 내용의 논문을 발표했다.

2013년 그리스 당뇨협회에서도 인슐린펌프치료 효과에 대한 논문을 발표했다.

2015년 6월 미국 보스톤에서 개최한 제75회 미국당뇨병학회에서 인슐린펌프 치료로 당뇨 완치효과에 대해 발표했다.

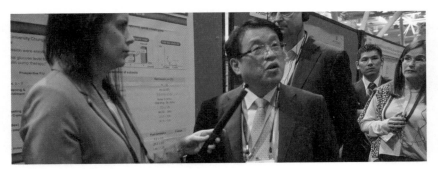

▲2015년 6월 미국 보스톤에서 개최한 제75회 미국당뇨병학회.

2015년 9월 스웨덴 스톡홀름에서 개최한 제51회 유럽당뇨병학회에서 인슐린펌프 치료로 당뇨 완치효과에 대해 발표했다.

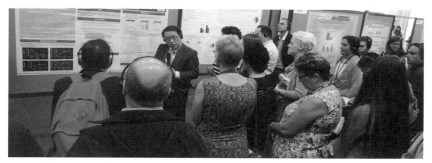

▲2015년 9월 스웨덴 스톡홀름에서 개최된 제51회 유럽당뇨병학회.

이처럼 인슐린펌프 치료는 전 세계적으로 당뇨병 환자의 완치와 합병증 예방에 큰 효과가 있다는 것이 잘 알려져 전 세계적으로 많은 당뇨환자들이 인슐린펌프 치료를 하고 있다.

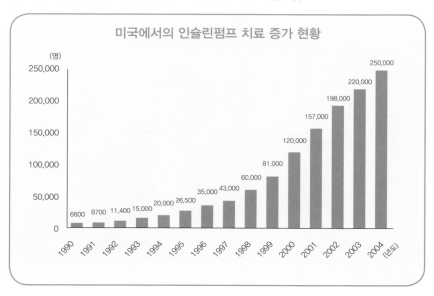

미국 당뇨병 환자의 인슐린펌프 사용자는 그림에서 보는 것처럼 급격히 증가하고 있다. 가장 합리적인 나라인 미국에서도 인슐린펌프가 가장 효과적인 치료라는 것을 인정하는 것이다.

제1형 당뇨병 환자의 인슐린펌프 사용빈도

	〈 6년(나이)	6–〈10년(나이)	10–〈14년(나이)	14–〈18년(나이)	CSII Overoll
미국	33%	44%	50%	49%	47%
독일	69%	42%	37	34%	41%
오스트리아	70%	39%	38%	32%	40%

2014년 9월 유럽당뇨병학회 발표자료

2014년 9월에 열린 유럽당뇨병학회에서 발표된 〈제1형 당뇨병 환자의 인슐린펌프 사용빈도〉 연구에서 보면, 미국, 독일, 오스트리아에서 제1형 당뇨병 환자의 40% 이상이 인슐린펌프를 사용하고 있음을 밝히고 있다.

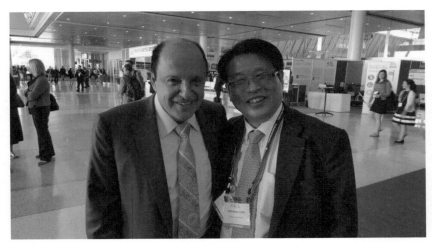

▲세계적인 당뇨병 학자 디프론조(De Fronzo)교수와 함께.

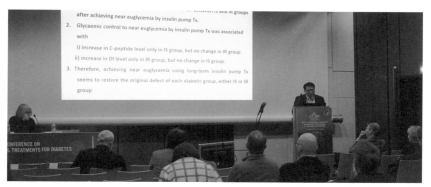

▲ 2017년 2월 프랑스 파리에서 열린 국제당뇨병치료신기술연구학회(ATTD).

　2017년 2월 프랑스 파리에서 열린 제10회 국제당뇨병치료신기술 연구학회(이하 ATTD2017)에서 초정을 받아 연구 논문을 발표했다.

　ATTD2017 학회는 당뇨병 치료를 전문으로 하는 전세계 의료인 들이 모여 당뇨병 치료에 관한 최신기술과 연구를 발표하는 학회로 전세계 당뇨학계의 교수 및 의료진이 참여했다. 특별히 이번 학회 에서는 인슐린펌프를 활용한 당뇨병 치료 연구에 대한 다양한 논문 발표들이 있었다.

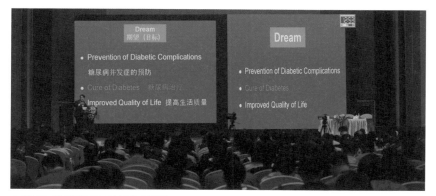

▲ 2017년 4월 제6차 중국서부 당뇨병학회.

2017년 4월에는 중국의 초청으로 제6차 중국 서부 당뇨병 학회에서 발표가 있었다. 최근 당뇨병 치료에 있어서 많은 관심을 받고 있는 하이브리드 인공췌장치료(Hybrid Artificial Pancreas System)에 대한 원리와 효율적인 활용법에 대해 기조 강연을 진행했다.

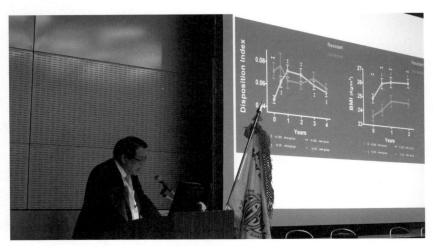

▲ 2017년 5월 나고야에서 열린 제9회 아시아당뇨병학회(AASD).

2017년 5월 나고야에서 열린 제9회 아시아 당뇨병학회(Asian Association Study of Diabetes)에도 참석했다. 아시아 당뇨병학회는 중국 및 동남아시아, 호주 등 아시아에서 3천여 명의 의료관계자들이 참석해 아시아인들에게서 발생하는 당뇨병에 대한 특징을 연구하고 치료방법에 대해 논의, 발표하는 학회이다. 특별히 제9회 아시아 당뇨병학회에서는 제60회 일본 당뇨병 학회도 함께 진행되어 더욱 뜻깊은 자리였다.

이번 학회에서도 인슐린펌프 치료에 대한 연구 논문을 발표했으며 중국에 이어 일본까지 아시아인들에게 효과적인 당뇨치료로써 인슐린펌프에 대한 높은 관심을 받았다.

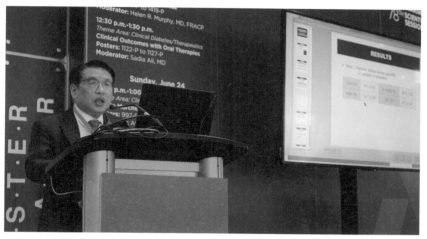

▲ 2018년 6월 미국 올랜도 오렌지카운티에서 열린 제78차 미국당뇨병학회.

2018년도에는 인슐린펌프 치료에 있어 더욱 놀랄만한 성과에 대한 논문 발표가 있었다.

2018년 6월 22일부터 26일까지 미국 올랜도 오렌지카운티 컨벤션센터에서 개최된 '제78차 미국당뇨병학회(American Diabetes Association) 연례학술대회'에 참석해 연구논문 2편을 각각 발표했다.

첫 번째 발표한 연구논문은 '제2형 당뇨병 환자를 대상으로 인슐린펌프치료로 개선된 베타세포기능 및 인슐린 감수성'이다. (자세한 내용은 261page 참조)

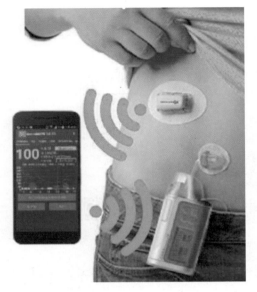

두 번째 발표한 연구 논문은 '오픈인공췌장시스템(open Artificial Pancreas System: openAPS)을 활용한 제1형 당뇨병환자들의 저혈당감소 및 혈당 조절개선'이다.

제1형 당뇨환자 20명(남자 10명, 여자 10명, 평균연령 12세)에게 인슐린펌프와 연속혈당측정기(CGMS), 오픈인공췌장시스템을 적용해 평균 6개월(범위는 1개월~8개월)동안 혈당을 조절했다.

연속 혈당측정기를 이전부터 사용하고 있던 9명에 대해 오픈인공췌장시스템사용 전, 후 혈당분포를 분석한 결과, 당화혈색소는 6.8%에서 6.3%로 감소했고, 정상혈당범위(80~180mg/dℓ)를 유지하는 시간퍼센트가 70.1%에서 83.3%로 상승하였다. 또한, 혈당이 180mg/dℓ 이상인 고혈당에 해당하는 시간퍼센트는 24.7%에서 13.3%로 감소했고 80mg/dℓ 이하인 저혈당에 해당하는 시간퍼센트는 5.1%에서 3.4%로 각각 감소했다.

대상자 모두 정상혈당 유지시간이 증가하고 고혈당 및 저혈당 시간은 감소한 것. 게다가 오픈인공췌장시스템사용으로 인한 부작용이 없어 당뇨병 치료에 효과적인 인슐린펌프치료에 학계가 다시 한 번 주목하는 시간이 됐다.

Q&A 인슐린펌프를 착용하고 일도 할 수 있나요?

인슐린펌프는 정상인과 같은 에너지 대사가 이뤄질 수 있도록 하는 것입니다. 시력이 낮은 사람이 안경을 써서 글자를 잘 볼 수 있게 하는 것과 같은 이치입니다. 인슐린펌프를 착용하게 되면 정상인과 같이 피로감도 느끼지 않고 활력을 찾을 수 있어서 일을 더욱 잘할 수 있습니다. 게다가 정상인과 같은 똑같은 식사를 할 수 있기 때문에 당뇨병 환자라고 해서 특별한 식단에 따라서 먹어야 하는 불편함 등이 없는 좋은 치료라 할 수 있습니다. 인슐린펌프 착용 후 무게감이나 아프거나 불편함이 전혀 없고 운동, 농사일, 직장, 가사일에 지장이 없습니다.

당뇨병 합병증
예방하려면

많은 당뇨병 환자를 장시간 관찰하여 보면 당뇨병 합병증이 올 것인가, 오지 않을 것인가를 예측할 수 있다. 당뇨병 환자의 영양상태가 나빠져서 체중이 줄어들게 되면 얼마 안 가 합병증이 오게 되는 것을 쉽게 볼 수 있다.

그리고 혈당이 높은 상태로 지속되어도 합병증이 오게 되는 것을 본다. 그러므로 합병증을 예방하려면 항상 영양상태가 좋아야 하고 혈당치도 정상화되어 있어야 한다.

혈당치는 바뀌기 쉬운 수치라서 10분 후에 재어보아도 혈당치가 매우 다른 것을 알 수 있다. 따라서 장시간 동안의 혈당치 전체를 알 수 있는 방법이 필요하다. 이러한 장시간 혈당치를 나타내는 지표로서 많이 쓰이고 있는 측정치가 당화혈색소이다. 당화혈색소는 지난 3개월간 혈당치의 양상을 종합적으로 보여주는 지표로서

5.5~6.5%가 정상이다.

정상혈당치 유지가 합병증의 중요한 관건인데 이 혈당치의 장기간 상태는 당화혈색소로 나타낼 수 있으며 합병증을 예방하기 위해서는 이 수치가 6.5% 이내이어야 좋다. 물론 혈당치로만 당뇨병 합병증의 발생이 결정되는 것은 아니며, 혈당치 자체보다도 어느 의미에서는 오히려 영양상태, 즉 체중이 더 중요한 것처럼 보인다. 그러나 높은 혈당치가 당뇨병의 합병증 발생과 관련이 있는 것은 사실이다.

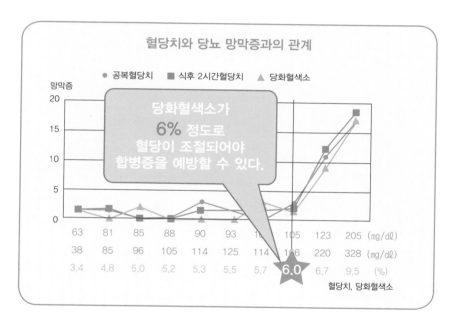

〈혈당치와 당뇨 망막증과의 관계〉 그림을 보면 공복혈당치가 105mg/dℓ, 식후 2시간 혈당치 166mg/dℓ, 당화혈색소 6%를 기준으

로 이보다 혈당치가 낮은 경우에는 당뇨병의 망막증이 오지 않고, 이 수치보다 높게 혈당이 유지되면 당뇨병의 합병증인 망막증이 발생하는 것을 알 수 있다.

따라서 당뇨병 합병증을 예방하기 위해서는 잘 먹으면서도 즉, 영양상태가 정상화되면서도 공복혈당치가 105㎎/㎗ 이하, 식후 2시간 혈당치가 166㎎/㎗ 이하, 당화혈색소 6% 이하로 장시간 동안 혈당조절이 정상화되어야 한다.

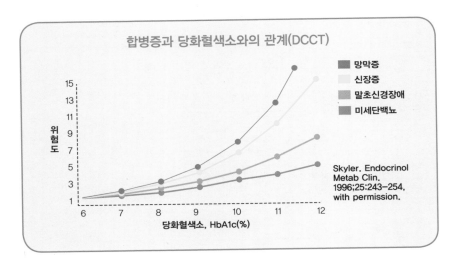

〈합병증과 당화혈색소와의 관계〉 그림은 당뇨병의 합병증에 영향을 미치는 것이 그간의 혈당치인 것을 확실히 보여주고 있다. 당화혈색소가 6%에서 12%로 증가할수록 망막증, 신장증, 말초신경장애, 미세단백뇨가 생길 위험성이 증가하는 것을 보여주고 있다.

주의해야 할 사항은 당뇨병 합병증에 영향을 미치는 것이 혈당치

만이 아니라 그 환자의 영양상태도 크게 영향을 준다는 것을 잊지
말아야 할 것이다. 같은 당화혈색소라도 체중이 감소되고 영양상태
가 나쁜 사람이 체중이 정상이고, 영양상태가 정상인 사람보다 당
뇨병 합병증이 훨씬 심하게, 더 많이 오는 것을 알아야 한다.

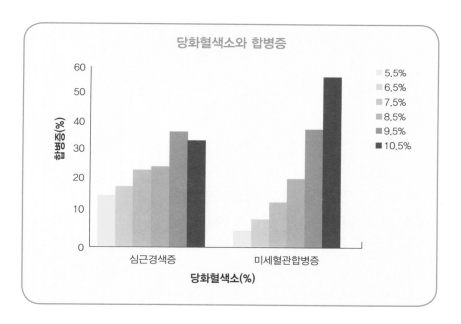

〈당화혈색소와 합병증〉 그림에서도 심근경색증, 미세혈관합병증
(망막증, 신장증)의 발생이 혈당이 조절되지 않을수록, 즉 당화혈
색소가 높을수록, 증가한다는 것을 알 수 있다.

　당뇨병의 합병증을 예방하기 위해서는 장기간 동안 혈
당이 정상화 되고, 영양상태도 정상화 되어야만 한다.

빠를수록 좋은
인슐린펌프 치료

"에이 아직 인슐린펌프 달 정도는 아니에요."

당뇨병 환자들에게 인슐린펌프 치료를 권할 때 많이 하는 이야기 중 하나이다. 또는 "인슐린펌프 치료를 해야 한다"고 하면 무작정 "그것이 무엇이냐"며 수술해야 하느냐고 울상 짓는 사람들이 있다.

'인슐린펌프' 기계라고 하면 심한 중병환자이거나 혹은 말기의 당뇨병 환자가 치료하는 방법으로 번거롭고 무시무시한 수술과도 같은 치료라고 생각하는 것이다.

인슐린펌프는 '안경'과 같다. 우리가 시력을 완전히 잃어버린 다음 안경을 쓰는 것은 아니지 않은가. 간편하게 착용하여 시력도 교정하고, 눈도 보호하는 것과 같이 인슐린펌프를 간편하게 착용하며 췌장의 기능을 회복시켜서 완치를 목표로 하는 방법인 것이다.

대부분의 당뇨병 초기 환자들은 약을 먹거나 현미밥, 채소 위주의 식단, 운동 등으로 관리하려고 한다. 하지만 이는 서서히 자신의 몸을 악화시켜 여러 합병증이 오도록 만드는 방법이라고 할 수 있다.

먹는 약의 경우에는 일 년에 약 4% 씩 췌장의 인슐린 분비 기능을 감소시킨다. 따라서 약 25년이 되면 100% 인슐린 분비기능이 없어진다는 것을 말한다. 하지만 당뇨병 초기 환자들은 자신의 몸이 파괴되고 있다는 것을 알지 못한다.

그 이유는 일 년에 4%씩 감소되는 인슐린 분비 기능을 하루치로 계산하면 0.01%가 된다. 즉 만분의 일만큼, 너무나도 미세하게 파괴되기 때문에 알지 못하는 것이다.

하지만 이러한 소소한 파괴가 일 년이 지나면 4%, 2년이 되면 8% 파괴되기 때문에 결국 몇 년 안에 심각한 합병증을 가져오게 되는 것이다.

가장 흔하면서도 나쁜 유언비어 중 하나가 "인슐린펌프 치료는 말기에 하는 것이다."라는 말이다. 물론 말기 당뇨병 합병증 환자에게도 인슐린펌프 치료는 효과적이다. 그러나 초기 즉 췌장의 기능이 약간 나빠졌을 때에 인슐린펌프 치료를 하면 당뇨병의 원인도 없애고 완치가 되어 건강한 삶을 살 수 있다. 그런데 굳이 몸을 망가트린 후에 치료 받는다는 것은 회복시간도 오래 걸릴 뿐 아니라 자신의 삶을 당뇨병의 합병증으로 허비하는 안타까운 일이다.

합병증으로 눈이 멀고, 다리를 잃게 되고, 신장투석을 하게 된 환자들이 뒤늦게 인슐린펌프 치료를 받으면서 좀 더 일찍 인슐린펌프 치료를 하지 못한 것을 후회한다.

"진작 인슐린펌프 치료를 했더라면……."

당뇨병 초기에 제대로 인슐린펌프 치료를 받을 경우에 완치율은 매우 높다. 췌장의 기능을 회복시켜 당뇨병을 치료하기 때문에 당연히 합병증을 걱정할 필요가 없으며 건강한 삶을 살 수 있기 때문에 적극적으로 빨리 치료할수록 좋은 것이다.

고혈당
기억효과
(Memory of Hyperglycemia)

당뇨환자들 중에는 합병증이 오면 그때 정상혈당치로 정상화하는 치료를 하면 더이상 합병증이 오지 않거나 개선된다고 알고 있는 경우가 많다. 하지만 그렇지가 않다.

다시 말하면 이전의 고혈당에 대한 기억을 우리 몸은 가지고 있어서 오래 전 있었던 고혈당이 현재 환자의 몸에 합병증을 유발시킨다는 것이다.

20세기 가장 훌륭한 연구 중 하나인 당뇨조절과 합병증연구(DCCT)에서는 혈당조절이 잘되는 인슐린펌프치료는 혈당조절이 불량한 기존 인슐린주사요법에 비해 당뇨병의 여러 합병증을 60%가량 예방할 수 있음을 밝혔다. 연구기간이 10년간이었으며 이는 고혈당이 당뇨병 합병증의 원인임을 밝혔다.

이 후에 혈당조절이 잘되거나 안 되는 환자들을 모두 혈당조절이 잘되는 인슐린펌프 치료로 바꾸어서 계속하여 15년간 혈당치와 합병증 발생률을 조사연구하였다(EDIC 연구).

혈당치는 이 기간 동안 모두 같은 수치로 유지되었다. 처음 연구 (DCCT)부터 혈당조절이 나빴던 군이 혈당조절이 좋았던 군에 비해 유의하게 망막증을 비롯한 당뇨병 합병증이 증가하였다.

합병증의 발생은 현재의 혈당조절이 중요한 것이 아니라 오히려 수년 전 과거의 혈당조절이 합병증 발생에 중대한 영향을 미친다는 것을 증명한 것이다. 이러한 현상을 '고혈당 기억 효과'라고 한다.

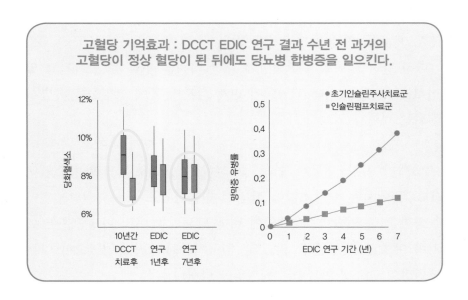

고혈당 기억효과 : DCCT EDIC 연구 결과 수년 전 과거의 고혈당이 정상 혈당이 된 뒤에도 당뇨병 합병증을 일으킨다.

그러므로 당뇨병의 혈당조절은 합병증이 오기 전부터, 아주 초기부터, 합병증을 느끼기 전부터, 인슐린펌프 치료로 정상화시켜야 한다.

즉 당뇨병의 합병증은 아주 서서히 오기 때문에 몸이 악화될 때까지 계속 몸을 파괴시켜 오다가 최후에 인슐린펌프 치료를 하는 것은 소 잃고 외양간 고치는 격이 된다.

당뇨병 합병증 발생에 중요한 영향을 미치는 고혈당 기억효과를 꼭 기억하자.

초기부터 인슐린펌프 치료로 장래에 올 합병증을 예방하고 완치되어 건강한 삶을 사는 것이 현명한 방법임을 명심해야 한다.

Q&A 인슐린 저항성이란 무엇인가요? 인슐린 저항성이 있는 환자에게 인슐린펌프 치료는 어렵다는 이야기를 들은 적이 있어요.

인슐린 저항성이라는 것은 오히려 인슐린이 부족해서 생기는 2차적 현상이다라는 학술 보고가 있어요. 아이러니 하게도 인슐린 저항성이 있다면서 인슐린 주사를 처방하고 있는 의사가 많이 있습니다. 게다가 인슐린 저항성을 개선한 인슐린 민감성 약이라고 하는 약들이 심장 발작 위험이 높다는 보고들이 나오고 있습니다. 오히려 위험한 것이죠.

인슐린 저항성은 당뇨병의 원인이 아닙니다. 인슐린이 부족하기 때문에 야기된 현상으로 인슐린이 충분히 공급되면 인슐린 저항성은 해결될 수 있습니다. 따라서 인슐린펌프 치료를 통해서 부족한 인슐린을 적절하게 공급하게 되면 인슐린 저항성 문제도 해결되는 경우가 많이 있습니다.

국내
당뇨병 치료의
현실

　당화혈색소는 당뇨병 합병증 발생과 관계가 깊다. 따라서 당뇨병을 치료하는 병원에서 환자들의 당화혈색소치가 얼마인가를 알아보는 것은 중요하다.

　한국의 모학회에서 10개 병원의 당뇨병 환자 1,299명을 대상으로 25년 동안 혈당조절 양상을 발표했다.

　먹는 약으로 치료하는 환자 1,299명은 치료 시작 시 평균 당화혈색소가 9.8%였다. 그리고 먹는 약 치료 3년 후부터 25년까지 평균 당화혈색소가 8.5%를 유지하였다.

　이는 먹는 약으로 치료한다 할지라도 합병증을 유발할 만큼 혈당치를 높게 유지하여 당뇨병으로 인한 여러 합병증을 예방하지 못하고 오히려 발생시킨다는 것을 보여주고 있다.

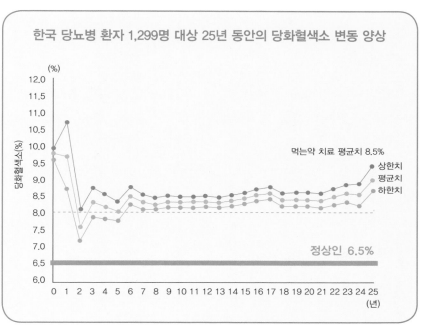

한국 당뇨병 환자 1,299명 대상 25년 동안의 당화혈색소 변동 양상

먹는약 치료 평균치 8.5%

상한치
평균치
하한치

정상인 6.5%

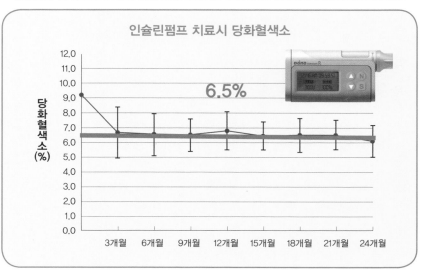

인슐린펌프 치료시 당화혈색소

6.5%

따라서 먹는 당뇨병약을 치료제로 사용하고 있는 환자들에게 "당뇨병은 합병증이 반드시 온다"고 이야기 하는 것이다.

그러나 인슐린펌프 치료는 초기에 9.0%였던 당화혈색소가 3개월 만에 6.5%로 떨어지고 그 수치가 계속적으로 유지됨을 알 수 있다.

인슐린펌프 치료 시에는 당화혈색소 6.5%로 정상 혈당치를 유지해 당뇨병의 여러 합병증을 예방하는 것이다. 이는 먹는 약 치료로 혈당치를 높게 유지하여 당뇨병 합병증을 발생시키는 것과는 대조적이다.

하지만 아직도 국내 많은 병원에서도 당뇨병 치료로 먹는 약을 사용한다는 것은 의아스러운 일이 아닐 수 없다.

정보를 알 권리와
치료 방법을 선택할
환자의 권리

　당뇨환자들은 좋은 병원이라고 소문난 곳, 당뇨병을 잘 치료한다고 알려진 곳, 권위가 높다고 믿거나 알려져 있는 당뇨병 의사를 찾아가 진료를 받는다. 그럼에도 불구하고 그 환자들은 어느 정도 시간이 지나면 심각한 합병증으로 고생하는 것을 많이 본다. 무엇이 잘못된 것일까?

　단적으로 말하면 환자가 치료방법을 잘못 선택한 것이다. 환자들에게는 권리가 있다. 첫째, 환자는 자기자신의 질병에 대한 모든 정보를 알 권리가 있다. 둘째, 환자는 그 정보를 이용해 자기 자신의 병에 대한 올바른 치료방법과 의사를 선택할 권리가 있다.

　당뇨병 환자들은 합병증으로 인해 수명의 감축, 삶의 질 저하, 경제적 손실 등 그 피해가 매우 심각하다. 환자들은 당뇨병에 대한 올바른 정보를 찾기 위해 온 힘을 기울여야 한다. 그 정보가 맞는가를 확인하고 적합한 치료방식을 철저하게 비교해 선택하는 노력도 필요하다.

치료방식을 선택할 때 의사가 어느 정도 도움을 줄 수 있지만 자기 자신의 목숨이 걸린 만큼 환자 자신이 치료에 대한 정확한 정보를 알아본 후 책임지고 해야 하는 것이다. 스스로 고민하지 않고 손쉽게 치료방법을 선택한다면 잘못된 치료로 인해 피해받게 될 가능성이 높다.

현명한 당뇨병 환자는 합병증을 예방하고 완치되는 가능성이 있는가 확인한 다음에 치료방법을 선택하길 바란다.

치료방법이 자신에게 이로운지 혹은 해로운지를 가늠하게 하는 또 하나의 방법도 있다. 그 치료 방법으로 정상 혈당치가 유지되는가, 정상 영양상태가 유지되는가를 확인하는 것이다. 만약 이 두 가지가 동시에 유지되지 않는다면 그것은 옳은 치료 방법이 아니다. 정상 혈당 유지와 정상 영양상태 유지는 당뇨병 치료의 목표인 것이다. 환자는 거짓말하지 않는다. 치료받는 환자에게 직접 확인해 보는 것도 확실한 방법이다.

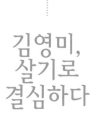

김영미,
살기로
결심하다

저녁 6시30분. 분주하게 발을 움직이며 퇴근하는 사람들로 북적북적한 지하철역. 그 사이로 조심스럽게 하얀 시각장애인용 지팡이로 바닥을 두드리며 걸어가는 한 젊은 여자가 있다.

그녀의 이름은 '김영미'. 올해 나이 35세. 그녀는 빛도 감지할 수 없을 정도로 아무것도 보이지 않는 상태이다. 그러나 컴퓨터 관련 사무직 일을 하고 있다. 시각장애인을 위한 컴퓨터 교육을 오랜 시간 받았으며 그들을 위한 컴퓨터가 있기 때문이었다.

그래도 놀랍다. 일을 한다는 것 자체가.

일을 다시 시작할 수 있게 된 건 얼마 되지 않았다. 그녀는 후천적으로 두 눈을 잃게 되었다. 몇 년 전까지만 해도 음식을 먹지도 못했고, 걷지도 못했다. 두 다리는 감각을 잃은 체 썩어가고 있었

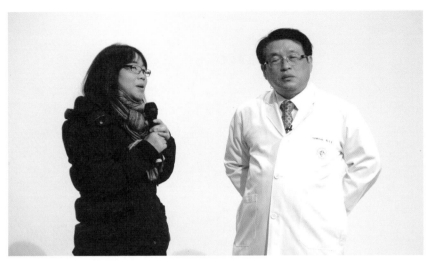

▲제77차 인슐린펌프 의사세미나에서 당뇨병환자 사례 발표

기 때문이다.

　그녀의 병명은 '당뇨병' 그리고 당뇨병으로 인한 '당뇨합병증'으로 눈을 잃게 되었다. 뿐만 아니라 신경합병증, 족부병변, 피부질환 등등, 인간이 가질 수 있는 많은 병들을 다 짊어지게 됐다.

　당뇨 진단을 받은 것은 고등학교 3학년, 그녀의 나이가 19살 때이다. 하지만 증상은 중학교 때부터였던 것 같다. 남들보다 물을 많이 마셨지만 갈증이 해소되지 않았던 것이다. '당뇨병' 진단을 받았다 해도 특별히 약을 먹거나 관리하지는 않았다.

　"약을 먹어도 어떤 효과가 있는지 몰라서 처방을 받아도 먹는 둥 마는 둥 했죠. 게다가 약을 먹어도 혈당이 높고, 안 먹어도 높았으니까요. 특별히 몸이 아픈 곳도 없었고요. 하지만 혈당체크를 하면 늘 200~230㎎/㎗ 정도 나오기 때문에 놀라곤 했어요."

더욱이 고등학교 때 어머니를 일찍 여의면서 그녀는 자신의 몸을 돌볼 수 없었다. 다만 혈당이 높으면 안 된다는 것, 당뇨 합병증이 무섭다는 정도만 알고 있었다. 그러나 그것이 얼마나 무서운지는 실감할 수 없었다.

갑자기 온몸을 덮쳐버린 당뇨합병증

24살이 되던 해.

감기에 걸리게 됐다. 보통 사람들은 1~2주 약 먹으면 낫는데 도무지 낫질 않는 것이다. 살도 갑자기 빠지기 시작하고 이상해서 병원에 갔더니 '당뇨' 때문이라는 것이다.

"의사 선생님이 당뇨부터 잡자라고 말씀하시더군요. 그렇게 당뇨약 한 달분을 처방받았어요."

그런데 당뇨 약을 먹어도 당은 당대로 떨어지지 않고 감기는 감기대로 낫지 않았다. "더 심각한 건 눈이 점점 부시기 시작했어요. 그래서 햇빛을 피하고 싶어 새벽에 출근하고 밤늦게 퇴근하는 생활을 했었죠."

점점 상태가 악화되어간 그녀는 결국 병원에 1주일간 입원하게 되었다.

"병원에서 두 시간 이내에 효과가 나는 초속형 펜 주사를 아침저녁으로 맞으라고 하더군요. 아침에 26단위, 저녁에 26단위 씩 맞았습니다. 그런데 퇴원 후 문제는 더욱 심각해졌습니다."

아침에 혈당을 체크하면 혈당이 높기 때문에 주사를 맞고 출근한 것이다.

그런데 어김없이 8시 반, 9시가 되면 저혈당이 왔다. 결국 3~4일 씩 출근을 못하게 되었다. 몸 상태는 점점 최악으로 가고 있었다.

눈을 뜨는 것조차 힘들 정도 점점 더 부었고, 다리가 저리기 시작했다. 살은 너무 많이 빠져 사람들이 알아볼 수 없을 정도로 몰골이 변해갔다.

"이때는 물을 많이 마시거나 하지는 않았어요. 그냥 밥을 먹지 못했어요. 조금만 걸어도 힘이 들고 숨이 찼죠. 결국 회사를 그만두고 시골 아버지가 계신 집에 요양하러 내려갔어요."

펜 주사 처방 받은 지 두 달만의 일이다.

요양하러 집에 내려갔어도 몸 상태는 점점 악화되었다.

"참 신기한 것은 내 몸은 점점 아파가고, 힘들어지고 있는데 병원에 가면 늘 혈당이 잘 유지되고 있다고, 혈당이 더 나빠지지도 좋아지지도 않았다고 이야기 하더군요. 그래서 그냥 집에서 쉬는 것이 내가 할 수 있는 유일한 방법이었죠."

그런데 시골로 내려간 지 한 달쯤 됐을 때이다.

갑자기 TV가 사각형만 보이고, 아버지 눈코입이 안보인 것이다. 몸통만 보이고 손발 구분이 잘 안됐다.

"흐릿하게 보이는 거예요. 빛만 느껴지고 물체가 있다는 정도로만 보이기 시작했어요. 그때 내 몸무게는 점점 살이 빠지면서 42kg이었어요. 아버지는 당뇨에 대해 잘 모르셨고 그냥 영양실조다, 못 먹어서 그런다고 말씀하셨죠."

그러나 잘 먹고 싶어도 도저히 음식을 먹을 수 없는 상태였다. 먹으면 구토하고 먹으면 또 구토하기 시작했다. 밥 먹는 것 자체가 고통이었다.

음식을 못 먹기 때문에 병원에는 1주일에 한 번씩 가서 합병증 예방 링거주사라는 것을 4~5시간에 걸쳐 두병씩 맞았다.

하지만 맞을 때 잠깐 힘이 날 뿐 하루 이틀 지나고 나면 다시 몸이 아파서 계속 누워서 지낼 수밖에 없었다.

"그때 나는 아무런 의지가 없었어요. 살고자 죽고자 하는 의지가 아니에요. 밥 먹는 것 자체가 힘들고, 숨 쉬는 것조차 힘들었어요."

밥을 한 번 먹으려고 하면 아버지가 어깨를 주물러 주어야 간신히 숟가락을 들고 밥을 먹을 수 있는 상태. 그렇게 일 년을 보냈다.

"내 몸은 점점 최악으로 가고 있었습니다. 전신에 뾰루지 같은 것이 나서 보기에도 흉했었죠. 왜 그런 증상이 나는지 물어보면 피 자체가 혈관에 돌지 않는다고 이야기 하더군요. 이미 장이나 위도 잘 움직이지 않아서 음식도 소화를 못 시켰죠. 음식을 먹지 못하니 기운이 없어서 누워서 지내게 되었어요."

결국 시골로 내려간 지 일 년 만에 그녀는 걷지도 못하고 누군가의 부축 없이는 화장실도 혼자 갈 수 없는 상황이 되었다.

혈당조절, 이렇게 쉬울 줄이야!

"하루하루가 지옥 같았던 시간들이었습니다. 하루의 해가 뜨고 지는 것이 무의미하게만 여겨지는 시간들의 연속이었어요. 빛이라고는 조금도 찾아볼 수 없는 어둠 속으로 추락해 버리는 것 같았어요. 그런데 절망스런 제게도 희망의 빛이 들어오기 시작했습니다."

큰 오빠가 인터넷을 통해 인슐린펌프에 대한 이야기를 들은 것이다. 당뇨병과 관련해 최신 기계, 최신 의학이 있다는 것이다.

그렇게 그녀는 충주건국대학병원 당뇨센터에 입원하게 되었다.

그리고 인슐린펌프를 착용하면서 조금씩 변하기 시작했다. 간호사의 도움으로 사용방법을 차근차근 배웠고 혈당이 잡히기 시작한 것이다.

"입원해서도 계속 구토가 심하긴 했어요. 하지만 구토할지언정 몸 안에 밥을 먹어야 한다고 했어요. 그래야 영양분이 몸 안에 조금이라도 들어간다고요. 그래서 그대로 따라 했죠. 그런데 참 신기한 것이 스트레스를 덜 받기 시작했어요. 예전에는 약을 넣어도 혈당이 높고, 안 넣어도 높았는데 이제는 밥을 먹어도 혈당이 정상이고, 차츰 당이 떨어지는 거예요."

혈당이 잡히기 시작하면서 2주 후부터는 정상적으로 식사를 할 수 있게 되었다. 그 결과 3kg 살이 붙어서 퇴원하게 되었다.

"그 기분은 말로 표현할 수 없어요. 밥을 먹을 수 있으니깐 기운이 생기고, 벽에라도 기대서 일어설 수 있게 되었어요. 기운이 없어서 누워만 지낼 때는 늘 우울했는데 퇴원할 때는 오빠 손을 잡고 걸을 수 있는 정도가 되었죠. 몸을 조금씩 움직일 수 있게 되니 기분도 좋아지고 의지가 생겼어요."

"글씨가 보여요"

누구의 도움 없이는 아무것도 할 수 없었던 그녀는 비록 눈이 잘 보이지 않았지만 혼자서 천천히 가까운 거리는 걸을 수 있을 만큼 회복되었다. 3개월 후에는 혼자 집에서 충주건대병원까지 약 처방 받으러 갈 수 있게 된 것이다.

"혼자 걸어갈 수 있게 된 것도 감사한데 또 다른 희망이 생겼어요. 3개월 만에 병원에 갔는데 그곳에서 같이 입원했던 한 어르신을 만난 거예요. 저는 앞이 잘 안보이기 때문에 못 알아 봤지만 그분은 나를 알아보고 이름도 기억하고 계시더라고요. 그러면서 시력이 좋아졌다고 작은 글씨도 잘 보인다고 하셨어요."

그녀는 도무지 믿기지 않았다. 눈이 좋아진다는 것이 말이 될까?

병원을 다녀온 후 그녀는 설레기 시작했다. 다시 앞이 보일지도 모른다는 희망이 생겼기 때문이다.

"병원을 다녀온 후 병원에서 가르쳐준 대로 열심히 실천했어요. 식사도 열심히 하고, 운동도 밥 먹고 나면 10분이든 20분이든 꼭 했죠. 밥도 병원에서 한 공기 반 이상을 먹었는데 집에서도 한 공기 이상 잘 먹었죠."

그리고 드디어 그녀에게도 기적이 찾아왔다. 7~8개월 후에는 눈시력이 약간 좋아진 것이다.

"예전에는 돋보기를 대도 책을 전혀 볼 수 없었어요. 글씨가 안 보이니까요. 그런데 이제 돋보기를 대면 글씨가 보이기 시작한 거예요."

죽기로 결심하다.

그녀는 인슐린펌프 치료로 눈이 점점 좋아졌지만 안과를 간 것이 화근이 되었다. 레이저수술을 하면서 시력을 잃어버린 것이다. 레이저수술로 잃어버린 눈은 다시 회복할 수 없었다.

결국 그녀에게 우울증이 왔고 음식을 제대로 먹을 수 없었다. 당뇨병을 치료하는데 있어서 잘 먹어야 함에도 불구하고 먹지 못하다 보니 몸 상태가 다시 안 좋아지기 시작했다. 게다가 눈을 잃어버리면서 인슐린펌프 치료도 제대로 할 수 없었다. 결국 다리도 썩어 들어가 무릎 쪽에는 뼈가 보일 정도로 상태가 악화됐다.

"살이 썩어 들어가기 때문에 동네 병원에서 살을 긁어냈어요. 저는 보이지 않기 때문에 소리만 들리는데 의사선생님도 '어떻게…' 하며 징그러워 하셨어요. 하지만 이미 그때는 그러한 고통도 느끼지 못하는 상태였죠."

몸이 아픈 건 그녀뿐이 아니었다. 그녀를 돌보던 아버지도 사랑하는 막내딸이 아파하는 모습을 보면서 부쩍 말라가고 병색이 짙게 되었다.

결국 그녀는 괴로움에 자살을 시도했다. 하지만 다음날 깨어났다.

"아버지 우는 소리가 들려왔어요. 내가 또 아버지께 못할 짓을 했구나 하는 생각에 더 심한 자괴감에 빠졌죠."

집으로 돌아와 한 달 내내 울었다. 아버지 보고 울 수는 없기에 라디오를 크게 틀어놓고 하루 종일 울었다. 도저히 살아갈 희망이 없었다. 결국 그녀는 시설에 들어가 죽기로 결심했다.

다시 피어오른 꽃

시설에 들어가자마자 그녀는 뛰어내릴 창문과 옥상부터 찾았다.

"하지만 자살은 시도조차 해보지 못했어요. 옥상은 이미 그물망이 쳐져 있었고 창문들은 모두 창살로 막혀있었죠. 시각장애인은 죽는 것도 쉽지 않다는 생각에 좌절해 있는데 사람들의 웃는 소리가 들리더군요."

앞이 보이지도 않으면서 시각장애인들이 TV를 보며 웃고 있는 것이 아닌가.

"시설에 들어가면서 새로운 세상을 만났고 다시 태어난 기분으로 살아가게 되었어요. 점자라는 글을 새로 배우기 시작했고 시각장애 인으로 살아가는 법을 배우게 되었습니다."

건강도 차츰 회복되었다. 복지사분들의 도움으로 인슐린펌프를 제대로 이용할 수 있게 되고, 제대로 된 식사와 운동을 하면서 점점 건강해 진 것이다.

이제 인슐린펌프 착용한지 10년. 그녀는 이제 시설에 있지 않다. 서울에서 혼자 살고 있다. 완전히 잃어버린 눈을 되찾는 것은 어렵 지만 그래도 썩어가던 다리에 새 살이 나고, 감각이 살아나기 시작 했다. 몸이 점차 건강해지자 1년 전 부터는 직장생활도 할 수 있게 된 것이다.

"만약……."

"시설에는 저와 같이 당뇨병으로 눈을 잃어버린 환자들이 많이 있었어요. 게다가 우울증이 와서 정신과 약을 먹기도 하고, 다리까 지 잘려서 다른 시설로 옮겨간 사람도 많이 있죠. 시각장애에 지체 장애까지 더하게 된 거예요. 또 어떤 분은 심장수술, 혈액 투석하 는 분들도 계시구요. 그 때마다 인슐린펌프 이야기를 하지만 그 분 들은 자신의 몸이 망가지고 있다는 것을 알면서도 끝까지 먹는 약이나 인슐린 주사요법을 고집하더군요."

그녀는 가끔 생각한다. '만약'이라는 단어를.

'만약 내가 조금만 더 일찍 인슐린펌프를 착용했다면…….'

"아버지는 저를 간호하다 병을 얻으셔서 3년 전 63세라는 젊은 나이에 돌아가셨어요. 아마 조금만 일찍 인슐린펌프를 알았다면, 합병증이 오기 전에 인슐린펌프 치료를 했더라면 눈을 잃어버리지 않았을 거예요. 그건 100% 확신해요. 그리고 우리 아버지도 나 때문에 돌아가시지 않았겠죠."

마지막으로 그녀는 당뇨병 환자들에게 당부했다.

"당뇨병을 앓고 있는 사람들이 이 병을 무서워했으면 좋겠어요. 혈당 200? 300? 400이라도 처음에는 아무런 변화가 없어요. 그런데 한 번 터지기 시작하면 걷잡을 수 없게 되죠. 위와 대장이 움직이지 않고, 걸어 다닐 수도 없고 온 몸에 피부병처럼 뾰루지가 나고…. 이러한 병들이 내 몸에 일어나는데 1~2년 걸린 것이 아니에요. 한두 달 사이에 갑자기 동시에 일어났었죠. 몸이 망가져도 아무런 손을 쓸 수 없다는 고통, 나조차도 나를 통제할 수 없다는 것이 얼마나 무서운 것인지 몰라요."

제발 눈을 잃기 전에, 다리가 잘리기 전에, 신장 투석하기 전에 빨리 인슐린펌프 치료를 받아서 건강해졌으면 좋겠다는 그녀이다.

3
알고나면 쉬운
당뇨치료,
인슐린펌프

'인공췌장기' 하면 뭔가 거대한 수술을 통해
우리 몸속에 인공장기를 집어넣는 것 아니
냐는 사람이 있다. 그러나 '인슐린펌프'는 '안
경'과 같은 것이다.
시력이 나쁜 사람은 글씨를 읽고 안전하게
길을 다니기 위해서 '안경'이라는 것을 쓰고
눈의 상태에 따라 도수를 달리하여 끼는 것
처럼 '인슐린펌프'는 간단한 방법으로 주머니
나 옷에 착용하고 다니며, 어떠한 상태에서
도 정상 혈당치를 유지하게 한다.

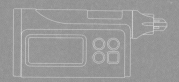

한국의
의술에 놀란
일본인
하가시게오

    일본 동경에 거주하고 있는 하가시게오(남, 51년생, 일본 동경 거주). 그는 BMW, 벤츠 등 자동차를 파는 사업을 했었는데 한국에는 비즈니스로 오곤 했었다. 하지만 이번에는 사업차 한국에 온 것이 아닌 당뇨치료를 받기 위해 왔다.

    "사실 나는 평소에 한국보다 일본의 의술이 뛰어나다고 생각했어요. 카메라도 가전제품 등 일본제품의 우수성은 세계가 알아주니까요. 그래서 한국까지 와서 당뇨치료를 받아야 하나 생각했죠. 그런데 인슐린펌프 정말 놀라워요. 암수술을 받고 2년 반동안 수술한 부분이 붙지 않아서 배에서 똥물이 흘러나오고, 음식도 아무것도 먹지 못했었죠. 그런데 한국에 와서 인슐린펌프를 단지 2주만에 수술한 부분이 아물어서 아무것도 흘러나오지 않고 게다가 매우 건강해졌어요. 이렇게 좋을 수 없어요. 인슐린펌프는 당뇨치료를 위한

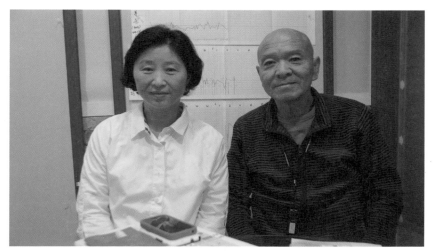
▲하가시게오 부부

최고의 치료방법인 것 같아요."

　인슐린펌프를 단 후 "좋아요. 기적이예요."를 연신 외치며 싱글벙
글 웃음이 떠나지 않는 하가시게오 씨. 그도 그럴 것이 인슐린펌프
를 달기 전, 불과 몇 주 전까지만 해도 그는 죽음을 앞둔 사람이었
기 때문이다. 그런데 새생명을 얻은 듯 하루아침에 건강을 회복하
게 되니 흥이 절로 나오게 되는 것이다.

　하가시게오 씨는 건강에 자부하는 사람이었다. 일도 열심히 했
고, 사업상 술도 많이 마셨다. 담배도 많이 피웠지만 몸에 이상을
느끼지 못했었다. 그런데 52세가 되었을 무렵부터 건강에 빨간불
이 들어오기 시작했다. 갑자기 기력이 없어지기 시작한 것이다. 이

러한 증세가 심각해지면서 여러 번의 차사고도 났다.

아무래도 몸이 이상하다는 것을 느낀 그는 가까운 병원에서 1개월동안 입원하면서 여러 가지 검사를 했지만 당시에는 원인을 알지 못했다.

하지만 몸이 좋지 않다는 것을 계속 느꼈고, 항문에서는 피가 나오기 시작했다. 처음에는 치질인줄 알았는데 검사해 보니 암이었다.

암 진단을 받으면서 당뇨도 있다는 것을 알게 됐다. 그리고 암 수술하면서 당뇨치료를 위해 인슐린 주사도 맞았다. 하지만 몸이 좋아지는 것을 조금도 느낄 수 없었다. 오히려 기력은 더 없어지고 다리와 손이 저리기 시작했다. 예전에는 기억력도 좋았는데 무언가를 생각하는 것도 어려워졌다. 눈도 치아도 점점 나빠지고, 머리카락도 빠지고, 머리도 아팠다. 몸 어느 곳 하나 성한 곳이 없었다. 게다가 수술 후에 건강한 사람은 수술자국이 아물게 되는데 당뇨 때문에 수술한 부분이 붙지 않는 것이었다. 그래서 수술을 계속 반복해야만 했다.

"식사를 하면 수술 자국이 있는데서 먹은 것이 나오면서 터지는 거예요. 그래서 밥도 못 먹고 계속 영양제만 맞고 지냈어요."

결국 95kg까지 나갔던 건강했던 하가시게오 씨는 암수술 후에는 51kg으로 비쩍 말라가며 일은커녕 들어 눕는 신세가 되었다.

하가시게오 씨는 생각했다.

'왜 인슐린주사를 맞아도 몸이 나빠지는 것일까? 당뇨치료가 뭔가 잘못된 것 같다. 인슐린이 24시간 조절만 되면 살 수 있을 것 같

은데.'

그러나 인슐린주사로는 당 조절이 잘 되지 않고, 24시간 조절하는 방법을 몰랐기 때문에 몸은 점점 나빠지고 있었다.

"병원에 가도 몸은 나빠지고, 점점 희망을 잃어갔어요. 이제는 죽는 것밖에 없다고 생각했죠."

그런데 한국 친구로부터 반가운 소식을 들었다. 당뇨병을 연구하고 있는데 인슐린펌프를 달면 살 수 있다고 이야기 해 준 것이다. 암수술을 해주었던 담당의사의 허락을 받고 바로 한국행 비행기를 탄 것이다.

2014년 6월 14일. 그는 인슐린펌프 치료를 시작했다. 그런데 시작하자마자 뭔가 틀리다는 것을 느꼈다.

6월 17일에는 기존의 인슐린주사 치료와는 확실히 다르다는 것을 느꼈다.

1주일 후부터는 발에 힘이 들어가는 것을 느꼈고 조금 지나자 손에도 힘이 들어가기 시작했다. 혈당도 입원 당시에 450mg/dℓ. 보통 350mg/dℓ 정도였다. 그런데 인슐린펌프를 착용하면서 150mg/dℓ 대로 유지되는 것이다.

2주일째 되자 수술자국에서 흘러넘치던 것이 없어졌다. 2년 반 동안 아물지 않던 수술부분이 붙어서 깨끗해진 것이다.

"입원해서 인슐린펌프를 착용한 후로는 매일 매일 뭔가 달라지는 것을 느꼈어요. 너무 좋아서 잠도 이룰 수 없을 정도예요. 계속 너무 좋아 너무 좋아만 외치고 있어요."

인슐린펌프 치료 후에는 매일 감동하고 있다는 하가시게오 씨.

"정말 기적입니다. 어떻게 2년 반 동안 아물지 않았던 것이 2주만에 붙었으니 기적이죠. 그런데 더 놀라운 것이 있습니다. 사실 수술 후에 지금까지 장 주변의 신경들을 자르면서 남자로써 느껴야 하는 것을 못 느꼈습니다. 그런데 인슐린펌프 치료 후 일주일 되니 다시 예전처럼 남자의 기운을 느끼게 되는 것입니다. 남자가 그것을 느끼지 못하면 죽은 것이나 마찬가지인데 이제 느껴지니 나는 살았다는 생각이 듭니다."

짧은 3주간동안 한국에서 입원하며 받은 인슐린펌프 치료는 그에게 건강뿐만 아니라 정신적인 건강까지 놀라운 변화를 주었다.

이제 살았다는 희망이 생기고 나니 모든 것에서 긍정의 힘이 생기기 시작했다.

"그동안은 아파서 아무것도 하고 싶은 것이 없었어요. 그런데 지금은 이것저것 해보고 싶은 의욕이 생겨요. 이제 무의미 하게 죽는 것이 아니라 당뇨병을 앓으며 고통당한 사람들에게 내가 아프면서 경험한 것, 치료받은 것을 이야기 해주며 희망을 주는 일을 하고 싶어요."

일본에도 당뇨병 환자가 굉장히 많다. 그래서 그는 자신의 치료 경험을 바탕으로 일본에 인슐린펌프 치료를 소개하는 일을 하려고 한다.

"인슐린펌프는 정말 굉장합니다. 내 주변에서 당뇨환자들이 주사

맞고, 약을 먹어서 당뇨병 나았다는 사람을 본 적이 없습니다. 그런데 인슐린펌프는 이렇게 사례도 많고, 또 직접 경험해 보니 나도 당뇨병 완치될 수 있을 것 같습니다. 그러면 언젠가는 인슐린펌프 없이도 건강하게 살 수 있을 것 같습니다."

Q&A 인슐린펌프는 평생 차야 하나요?

인슐린펌프는 췌장의 기능을 회복시켜준다는 연구 결과가 있습니다. 따라서 당뇨 초기에 빨리 인슐린펌프 치료를 받은 사람일수록 완치가 더욱 가능합니다. 그 이유는 초기일수록 췌장 인슐린 분비능이 쉽게 회복되고 혈당조절도 잘 되어 쉽게 인슐린펌프를 뗄 수 있기 때문입니다. 실제로 많은 초기 환자들이 인슐린펌프 치료를 통해 완치를 했습니다.

건강하게 사는
쉬운
인슐린펌프 치료

인슐린펌프는 당뇨병의 원인인 췌장기능의 저하를 해결하기 위한 인공장기로써 인공 췌장기라고 말할 수 있다.

'인공췌장기' 하면 뭔가 거대한 수술을 통해 우리 몸속에 인공장기를 집어넣는 것 아니냐는 사람이 있다. 그러나 '인슐린펌프'는 '안경'과 같은 것이다.

시력이 나쁜 사람은 글씨를 읽고 안전하게 길을 다니기 위해서 '안경'이라는 것을 쓰고 눈의 상태에 따라 도수를 달리하여 끼는 것처럼 '인슐린펌프'는 간단한 방법으로 주머니나 옷에 착용하고 다니며, 어떠한 경우에도 혈당을 정상화 할 수 있다.

인슐린펌프는 허리띠나 속옷에 있는 주머니 속에 넣고, 복부피부에는 미세하고 짧은 바늘이 부착된 동전크기 정도의 반창고를 붙이면

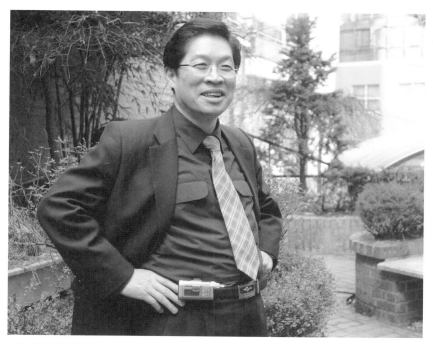

▲인슐린펌프를 착용하고 생활하고 있는 환자의 모습.

된다. 인슐린펌프와 반창고에 부착된 바늘사이에는 투명하고 가는 줄이 연결되어 있다. 장착하는데 1분도 체 걸리지 않는다. 무개도 달걀 1개 정도인 55g 정도로 휴대폰보다 작고 가벼운 의료기기다.

다만 이 치료기기를 사용하기 위해서는 특별한 자격이 있는 의사의 처방에 의해서만 판매되고 인슐린펌프 치료에 필요한 특별한 지식을 가지고 있는 의사와 간호사의 적절한 교육과 훈련을 필요로 한다. 또한 지속적으로 인슐린펌프 전문의료인들의 추후 진료가 필수적으로 필요한 치료방법이다.

조물주 설계에 가장 가까운 치료, 인슐린펌프

정상인은 췌장에서 공복에도 일정량의 기초 인슐린을 분비하고 아침, 점심, 저녁 식사 직후에 혈액내로 들어온 영양분을 각종 세포로 공급하기 위해 많은 양의 인슐린을 분비한다.

그러나 당뇨병 환자는 그 인슐린 분비양이 적기 때문에 동화작용이 적게 일어나서 우리가 먹은 음식이 몸의 에너지로서 사용되지 않고 핏속에 포도당으로 남아있게 된다. 따라서 비정상적으로 혈당은 올라가게 된다.

인슐린펌프는 정상인과 같이 기초 인슐린은 항상 분비되고 식사를 했을 때 그에 맞는 양의 인슐린이 투여될 수 있게 고안된 기계이다. 즉 정상인의 췌장과 똑같은 인슐린 분비 패턴을 만들어주어 정상인과 같은 대사과정을 할 수 있도록 한다.

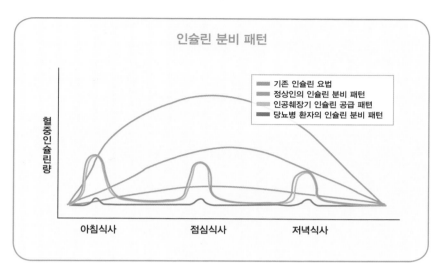

인슐린 분비 패턴

혈중인슐린량

기존 인슐린 요법
정상인의 인슐린 분비 패턴
인공췌장기 인슐린 공급 패턴
당뇨병 환자의 인슐린 분비 패턴

아침식사　　　점심식사　　　저녁식사

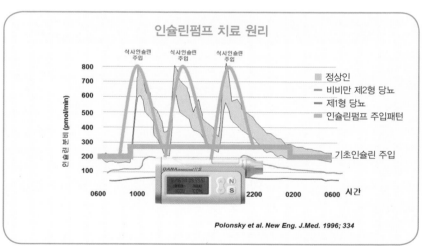

인슐린펌프 치료 원리

식사인슐린 주입　　식사인슐린 주입　　식사인슐린 주입

인슐린 분비 (pmol/min)

정상인
비비만 제2형 당뇨
제1형 당뇨
인슐린펌프 주입패턴

기초인슐린 주입

0600　1000　　　　　　　2200　0200　0600　시간

Polonsky et al. New Eng. J.Med. 1996; 334

　하지만 기존의 인슐린 요법은 어떠한가? 그림을 보면 정상인의
인슐린 분비 패턴을 전혀 무시하고 인슐린을 주입하고 있다. 포물

선 형태로 주입되고 있다. 따라서 정상인에 비해 하루 중 혈액 내 인슐린 양이 너무 많거나 너무 부족할 때가 많음을 알 수 있다. 인슐린이 너무 많을 때는 저혈당을, 너무 부족할 경우에는 혈당이 높은 고혈당 상태가 될 수 밖에 없다.

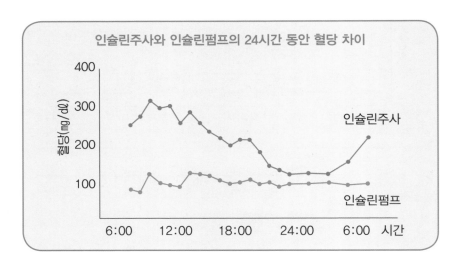

〈인슐린주사와 인슐린펌프의 24시간 동안 혈당 차이〉 그림을 보면 알 수 있듯이 실제로 인슐린주사로 치료하던 환자를 인슐린펌프로 치료하면, 1주일 후, 아침식후에 300㎎/㎗ 이상이었던 혈당이 하루종일 100㎎/㎗로 정상화됨을 볼 수 있다.

인슐린펌프
치료효과

당뇨병 환자들이 인슐린펌프 치료를 시작하자마자 공통적으로 감탄하는 것이 있다. "어머, 이렇게 많이 먹어도 되요?"라며 놀라고 그동안 음식을 적게 먹어도, 아무리 운동을 해도, 약을 꼬박꼬박 챙겨먹어도 조절되지 않던 혈당이 이제는 "어머, 당 조절이 너무 잘 되요."라며 감탄한다. 그리고 합병증으로 그동안 낫지 않던 피부병이며 감기, 썩어가던 다리, 멀어져 가던 눈들이 치료가 되는 것에 다시 놀라게 된다.

'에이, 설마'라며 아직도 믿기지 않는가? 하지만 사실이다. 정말이다.

그 과학적 증거를 세계적인 학술지와 학회의 논문 발표에서 찾을 수 있다. 특히 2014년 9월 유럽당뇨병학회에서는 스웨덴 국책 인슐린펌프 치료 연구결과가 발표됐다.

18,168명 당뇨병 환자를 2005년에서 2012년, 7년동안 인슐린 다회요법 치료와 인슐린펌프 치료 시 생존률 비교를 한 결과 인슐린펌프 치료의 생존률이 높다는 결과를 발표했다.

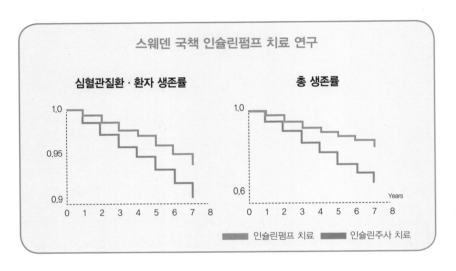

혈당조절 잘 되는 인슐린펌프

태국 방콕에서 선교하고 있는 53세 김○○씨. 7~8년 전 당뇨병 진단을 받았지만 당뇨를 치료하지 못하고 5년 전 태국으로 건너갔다. 태국에서는 병원비도 비싸고 의료환경이 좋지 않아 한국에 잠깐 방문할 때 한꺼번에 약을 처방 받아가곤 했었다.

처음에는 당뇨가 심하지 않았기 때문에 처방받은 혈당강하제를 먹고, 운동, 식이요법을 하면 괜찮을 줄 알았다. 하지만 열심히 관리도 하고 약도 먹었지만 혈당강하제로는 혈당이 잡히지 않을 뿐 아니라 적은 양의 음식을 먹다 보니 기력은 점점 쇠해졌다. 결국 합병증으로 망막증까지 오게 된 것이다. 다행히 지인의 소개로 인슐린펌프에 대해 알게 되었고, 한국을 방문했을 때 바로 치료를 시작했다.

"처음 병원에 입원했을 때 혈당이 540mg/dℓ이라는 엄청난 수치였죠. 그런데 인슐린펌프 치료한지 불과 1~2주 만에 정상혈당이 되었어요. 그리고 꾸준하게 유지된다는 것이 너무 놀라워요. 밥도 마음껏 먹는데 혈당이 유지되어서 얼마나 놀랐는지 몰라요. 건강도 되찾았고 이제 무슨 일이든 더욱 적극적으로 할 자신이 생겼어요."

김OO씨의 경우 운동과 식이요법은 물론 약을 열심히 먹었지만 혈당이 540mg/dℓ까지 되었다.

먹는 당뇨치료약은 일년에 4%씩 췌장의 인슐린 분비능을 감소시켜 당뇨병을 더욱 악화시키게 된다. 췌장에서의 인슐린 분비량이 약을 먹고 있는 기간동안 점차적으로 감소하게 되어 먹는 약을 먹을수록 계속하여 혈당치가 증가하게 된다. 게다가 적게 먹는 식이요법으로는 영양섭취가 적으니, 더욱더 몸의 각 부분에서 영양실조가 심해져 여러 합병증이 오게 되는 것이다.

반면 인슐린펌프 치료는 혈당을 150mg/dℓ 이하로 유지한다. 기존 치료에 비해 거의 정상수준으로 유지되는 것을 볼 수 있다. 게다가 음식을 마음껏 먹고도 혈당 조절이 잘 되는 것에 대해 환자들이 가장 놀라워하며 만족감을 가진다.

인슐린펌프 치료시 혈당조절의 정상화와 합병증 예방효과에 대한 연구는 "당뇨조절과 합병증 연구(Diabetes Control and

Complications Trial, DCCT)라는 대단위 연구로서도 확실히 밝혀졌다. 이 연구는 29개 미국 당뇨병 연구센터들의 공동연구로서 기존의 인슐린주사요법으로 치료받고 있는 1,441명의 당뇨병 환자를 대상으로 했다. 그 중 절반 720명은 기존의 인슐린주사 요법으로, 나머지 절반 721명은 인슐린펌프 등 적극적 치료로 바꾸어서 10년간 혈당치와 합병증 추이를 관찰했다.

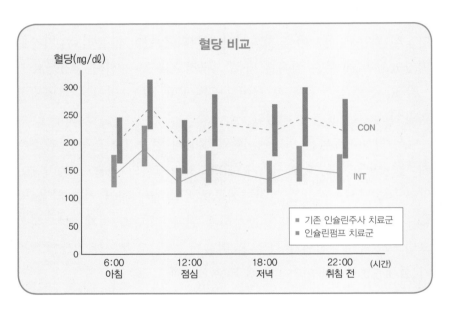

〈혈당 비교〉 그림은 아침공복, 아침식후 2시간, 점심식전, 점심식후 2시간, 저녁식전, 저녁식후 2시간 취침전의 평균 혈당치이다. 기존의 인슐린주사 요법으로 치료를 계속하는 군에서는 혈당치가 200mg/dℓ 이상이다. 그러나 인슐린펌프 치료를 하는 군에서는 150mg/dℓ 이하로 혈당치가 정상화되었음을 알 수 있다.

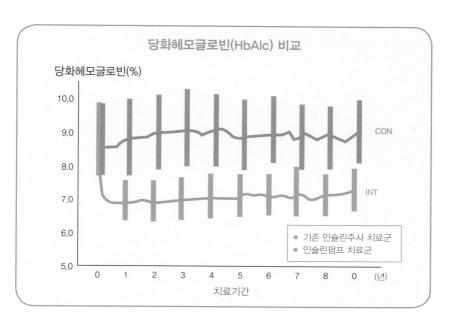

당화헤모글로빈(HbAlc) 비교

당화헤모글로빈(%)

CON

INT

■ 기존 인슐린주사 치료군
■ 인슐린펌프 치료군

치료기간

마찬가지로 당화헤모글로빈의 변동을 보면, 처음에는 양 군에서 9.0%으로 똑같이 높은 수치였다. 그러나 인슐린주사 요법을 계속 하였던 군에서는 이 수치가 9.0%로 유지됐고 인슐린펌프 치료로 바꾼 군에서는 이 수치가 7.0%로 정상화됨을 알 수 있다. 인슐린주사 요법에 비해서 인슐린펌프 치료법이 확실히 혈당치를 정상화시킴을 알 수 있다.

합병증 예방 효과

'당뇨조절과 합병증연구'가 발표되기 전에는 합병증은 당뇨병 환자라면 누구에게나 다 오는, 피할 수 없는 것으로 인식했다.

〈인슐린펌프 치료와 기존 인슐린주사 치료법에 따른 망막증 유

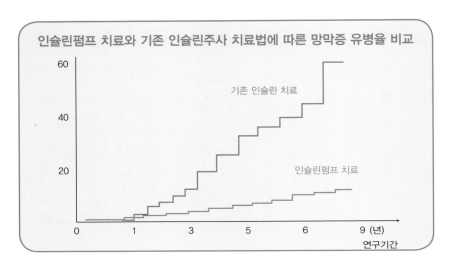

인슐린펌프 치료와 기존 인슐린주사 치료법에 따른 망막증 유병율 비교

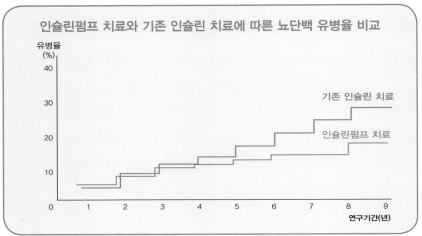

인슐린펌프 치료와 기존 인슐린 치료에 따른 뇨단백 유병율 비교

병률〉 그림에서 볼 수 있듯이 혈당조절을 정상화한 군, 즉 인슐린
펌프치료 군에서는 10년 후에 망막증의 유병율이 10%로 매우 낮았
다. 이는 고혈당을 유지한 기존 인슐린주사 치료군에서의 망막증

유병율 60% 보다 매우 낮은 수치로, 인슐린펌프 치료군이 인슐린 주사 치료군보다 망막증 합병증을 예방한다는 것을 알 수 있었다. 뿐만 아니라 다른 합병증인 신장합병증, 신경합병증도 마찬가지로 인슐린펌프 치료시 기존의 인슐린주사 치료에 비해 예방효과가 있음을 연구를 통해 증명됐다.

망막증의 경우 합병증 위험도 감소율이 63%에 달하며 신장합병증 54%, 신경합병증은 60%나 감소되며 합병증을 예방하는 것을 볼 수 있다.

다시 말하면 인슐린펌프 치료가 인슐린주사 치료에 비해 당뇨병 합병증을 예방한다는 것이 증명된 것이다.

이러한 인슐린펌프 치료의 당뇨병 합병증 예방 효과는 일본의 구마모토 연구에서도 확인됐다.(망막증 65%, 신장합병증 74% 예방 효과)

DCCT 인슐린펌프 치료의 효과	
합병증	위험도 감소
망 막 증	63%
신장 합병증	54%
신경 합병증	60%

당뇨조절과 합병증 연구
(Diabetic Control and Complication Trial)

적극적치료(인슐린펌프치료, 당화혈색소 7%)는 기존인슐린치료(당화혈색소 9%)보다 일생동안

• 합병증 없는 기간이 15.3년
• 수명이 5.1년 증가함

미국 의사협회 공식 학술지
DCCT STudy Group, JAMA 1996, 276:1409-1415

'당뇨조절과 합병증 연구'의 또 다른 결과가 미국의학협회의 공식 학술지 JAMA에 발표됐다. 기존 인슐린주사 치료 보다 인슐린펌프 치료 시에 당뇨병 합병증 없는 기간이 15.3년, 수명이 5.1년 증가한다는 것을 밝힌 바 있다.

이상의 임상연구 결과를 보면 당뇨병 합병증을 예방하기 위해서는 인슐린펌프 치료에 의한 혈당조절의 정상화가 중요하다는 것을 알 수 있다. 당뇨병 합병증 예방을 위해서는 정상혈당 조절이 중요하지만, 그에 못지 않게 환자의 정상 영양상태도 매우 중요하다.

혈당이 높아질까 봐 불안해 포도당의 원료가 되는 영양가 있는 음식을 적게 먹고, 혈당의 원료가 되지 않는 채소나 현미, 잡곡 등

TIP 합병증을 예방하기 위해서는?
· 영양상태가 좋아야 한다.
· 혈당을 정상 범위로 낮게 유지해야 한다.
· 당화혈색소를 6.5% 이하로 유지해야 한다.

섬유소가 많이 들어 있는 식이요법을 하는 경우 혈당은 어느 정도 떨어지지만 영양실조 상태가 자주온다. 이런 경우에는 합병증이 심하게 오는 것을 본다.

더 심한 경우는 환자들이 혈당을 떨어뜨리기 위해 더 적게 먹으면서 더 많이 운동하는 경우인데, 이때 영양상태가 더 나빠져서 합병증이 특별히 심하게 올 수 있다.

하지만 인슐린펌프 치료는 잘 먹으면서 즉 영양상태가 좋아지면서 혈당과 당화혈색소가 정상이 되기 때문에 합병증을 예방하는데 확실한 효과가 있다.

췌장기능 회복

"인슐린 주입량을 줄이세요! 더 줄이세요!"

진료 시에 가장 많이 하는 말 중 하나는 '인슐린 주입량'을 줄이라는 이야기이다. 먹는 약이나 인슐린 주사로 당뇨병 치료를 하는 환자들은 시간이 지날수록 먹는 약이나 인슐린 주사의 용량이 점차 늘어나지만 혈당조절이 잘 되지 않는다.

하지만 인슐린펌프는 기존의 약이나 주사와는 다르게 정상 식사를 하면서도 혈당이 정상적으로 유지되고 점점 인슐린 주입량이 줄어드는 장점이 있다. 감소되었던 췌장기능이 회복되어 외부에서 인슐린을 주입하는 양이 점차 필요 없어지기 때문이다. 이렇듯 지금까지의 일반적인 당뇨치료법과는 달리 인슐린펌프 치료가 크게 주목받는 이유는 바로 췌장의 인슐린분비기능을 회복시킨다는 점에 있다.

인슐린 분비를 관장하는 췌장의 베타세포 기능을 과학적으로 측정하는 것이 바로 식후 C-펩타이드 농도이다. 인슐린펌프를 이용해 장기간 당뇨병을 치료한 제2형 당뇨병 환자의 혈청 C-펩타이드 농도를 연구한 결과를 보면 이 수치가 증가하는 것을 볼 수 있다. 췌장의 기능이 정상화 되니 혈당이 정상적으로 유지되어 당화혈색소도 정상화되는 것을 볼 수 있었다.

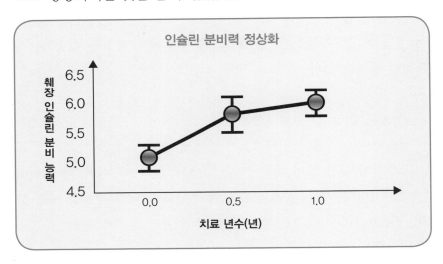

2014년 6월 미국 샌프란시스코에서 열린 74차 미국당뇨병학회에서 발표된 결과로 253명의 제2형 당뇨병환자에게 인슐린펌프 치료 시 1년 후 식후 2시간 혈청 C-펩타이드치가 5.1ng/㎖에서 6.0ng/㎖로 통계적으로 유의하게 증가하였다.

당화혈색소치도 인슐린펌프 치료 시 치료 전 8.5%에서 6.5%로 정상화됨이 발표되었다.

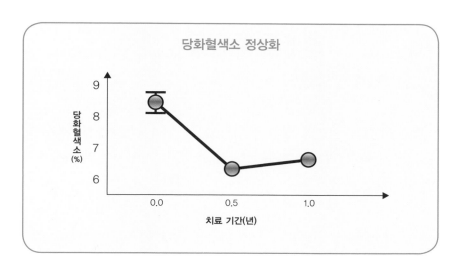

당화혈색소 정상화

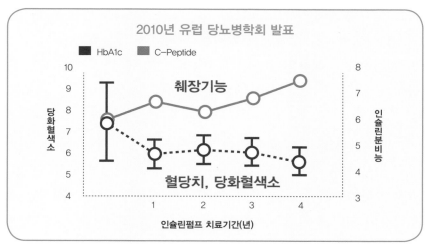

2010년 유럽 당뇨병학회 발표

〈2010년 유럽 당뇨병학회 발표〉 그림에서도 보는 바와 같이 췌장에서의 인슐린 분비능의 지표인 혈청 C-peptide 수치가 5.97ng/㎖에서 인슐린펌프 치료 1년 후에 6.64ng/㎖, 4년 후에는

7.46ng/㎖로 증가하며 정상화됐다. 당화혈색소는 7.44%에서 인슐린펌프 치료 1년 후에 5.96%, 4년 후에 5.6%로 혈당이 단기간 동안 정상화됨을 발표했다.

하지만 간혹 인슐린 양을 줄이라고 하면 놀라는 환자들이 있다. 음식도 마음껏 먹으면서 혈당이 잘 조절되고 있는데 인슐린 양을 줄이면 혈당이 올라가는 것 아니냐고 우려하는 것이다.

그동안 혈당노이로제에 걸려 있는 환자들에게는 이러한 인슐린 주입량의 감소가 두려울 수도 있다. 하지만 인슐린 양을 줄여야 하는 이유는 췌장기능이 회복되면서 자체적으로도 인슐린 분비량이 점점 늘어나서 발생하는 가벼운 저혈당을 예방하기 위함이다. 또한 계속해서 췌장의 인슐린 분비능을 증가시키도록 유도하기 위함이다.

물론 갑자기 많은 양을 줄이는 방법이 아니라 서서히 1단위 씩 환자의 상태에 따라 줄이도록 교육하고 있다. 인슐린 주입을 줄이고 나서는 하루 이틀 정도는 평소보다 혈당이 높을 수 있다. 하지만 적응기간이 지나고 나면 다시 정상혈당을 유지하게 된다. 이러한 과정을 통해 점점 인슐린 주입량을 줄이게 되고 췌장의 인슐린분비능이 증가하여 정상화 되면 인슐린펌프를 착용하지 않아도 되는 완치 상태가 되는 것이다.

당뇨병 합병증 환자에게도 희망을

 많은 당뇨합병증 환자들은 다리 절단에 대한 공포, 신장투석을 해야 할지 모른다는 두려움, 점점 망막을 가리는 어두움으로 괴로워한다. 그들은 얼마나 두 다리로 일어서서 걷고 싶고, 사랑하는 가족을 제대로 보고 싶겠는가. 그들의 기도와 소망이 현실로 된 사례를 소개하고자 한다.

 이미 상당부분 족부병변이 진행된 환자의 경우에도 과연 인슐린펌프가 치료 효과가 있을까라는 의심이 있다. 그러나 기존의 치료 결과로 합병증이 와서 족부 염증과 괴저가 있더라도 적절히 인슐린펌프 치료를 할 경우에 호전 효과가 있다.

 당뇨병을 14년 동안 앓아온 47세의 남자 환자가 있었다. 그는 기존의 당뇨병 치료를 하면서 불행하게 족부의 신경합병증, 동맥경화증, 고혈당, 영양실조로 인해 걷잡을 수 없이 발부분이 염증과 괴저로 파괴되어 있었다. 다른 병원에서는 다리를 절단해야만 한다는 선고를 받았는데 도저히 다리를 자르고는 못살겠다 싶어 마지막이다 생각하고 '인슐린펌프' 치료를 받으러 온 것이었다.

 입원 당시 당화혈색소도 8.6%로 높은 상태로 유지하고 있었는데 적절한 인슐린펌프 치료를 받으면서 정상혈당치와 정상 영양상태를 회복하면서 염증이 치료되는 것을 볼 수 있었다. 이후 이 환자는 다리를 절단하지 않고 족부병변이 완전히 나아서 6년째 현재 지금 자신의 두 다리로 걸어 다니고 있다.

족부병변이 진행된 환자가 인슐린펌프 치료 후 족부염증과 괴저가 호전된 사례

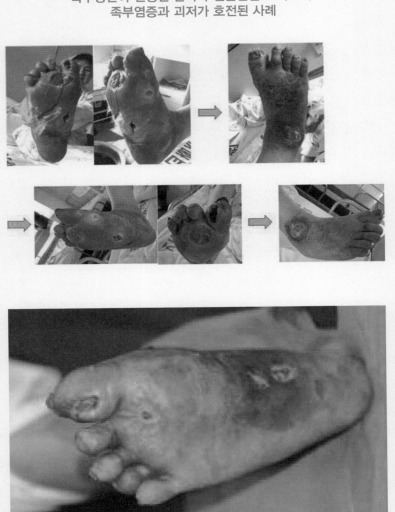

대한당뇨병학회지에 '족부병변으로 다리 절단 수술을 해야만 한다고 진단받은 43명의 환자에게 인슐린펌프 치료를 한 결과'라는 논문을 발표한 바 있다.

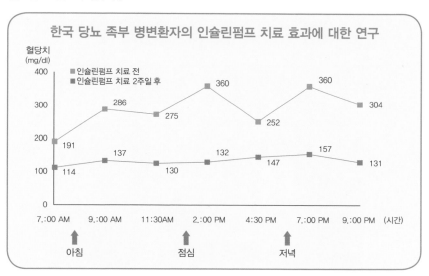

한국 당뇨 족부 병변환자의 인슐린펌프 치료 효과에 대한 연구

기존에 다른 당뇨병 치료를 받던 이들의 혈당치는 아침 공복 191 mg/dℓ, 아침식후 286mg/dℓ, 점심식전 275mg/dℓ, 점심식후 360mg/dℓ, 저녁식전 252mg/dℓ, 저녁식후 360mg/dℓ, 취침 전 304mg/dℓ이었다. 정상혈당치를 유지하지 못한 것이다.

그러나 인슐린펌프 치료 2주일 후에는 이 수치가 각각 114mg/dℓ, 137mg/dℓ, 130mg/dℓ, 132mg/dℓ, 147mg/dℓ, 157mg/dℓ, 131mg/dℓ로 정상화되었다.

인슐린펌프로 치료하는 건국대병원 당뇨병센터의 당뇨병족부병변의 치료결과를 보면 다리 절단 수술한 환자는 21.1%. 이것도 다리 전체가 아닌 발가락 한두 개를 절단한 것에 불과한 것이다.

반면 타병원에서 당뇨치료 받은 환자들은 각각 65.4%, 60.8%로 다리 절단 수술률이 매우 높다.

이처럼 많은 당뇨병 환자들이 인슐린펌프 치료로 정상 혈당을 유지하면서 다리 절단 확률을 확연히 낮출 수 있다.

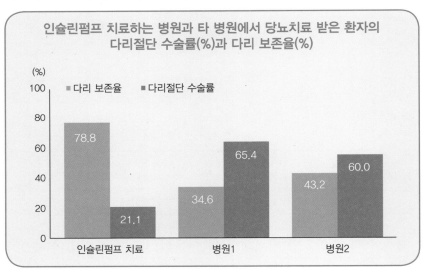

신장이 많이 망가진 환자들도 인슐린펌프 치료를 통해 투석이나 이식을 받지 않고 정상생활을 하게 된 환자 사례가 있다. 신장기능을 알 수 있는 수치 중 대표적인 것이 혈청 크레아티닌치이다.

신장기능이 정상적인 상태는 그 수치가 1.5mg/㎗ 미만이며 2 mg/㎗ 이상은 신장기능에 주의가 필요한 상태, 6mg/㎗ 이상이 되면 신장기능이 제대로 되지 않는 상태로 신장투석을 고려해야 한다.

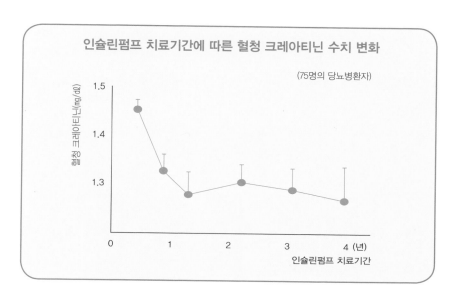

인슐린펌프 치료기간에 따른 혈청 크레아티닌 수치 변화

(75명의 당뇨병환자)

〈인슐린펌프 치료기간에 따른 크레아틴 수치변화〉 그림을 보면 알 수 있듯이 인슐린펌프 치료를 통해 혈청 크레아티닌 수치가 낮아지는 것을 볼 수 있다. 즉 신장기능이 회복되는 것을 나타내는 것이다.

뿐만 아니라 망막질환, 피부병, 다리저림 등을 비롯해 당뇨병으로 인한 다양한 합병증이 진행된 상태라고 하더라도 인슐린치료로 통해 많은 환자들이 회복되기 때문에 당뇨병 환자들에게 "기쁨 선사"가 가능한 것이다.

당뇨병 완치 가능

"당뇨병! 친구처럼 평생 함께 가야 한다"는 말은 이제 더 이상 진실이 아니라고 확실히 믿게 될 것이다. 우리가 더 이상 천동설을 믿지 않는 것처럼 말이다.

2008년에 가장 권위 있는 세계적인 의학 학술지 란셋(Lancet)
지는 133명의 인슐린펌프 치료자가 한달 후에 80% 완치됐고, 1
년 후에는 50% 유지됐다며 인슐린펌프 치료에 대한 완치율을 발
표했다.

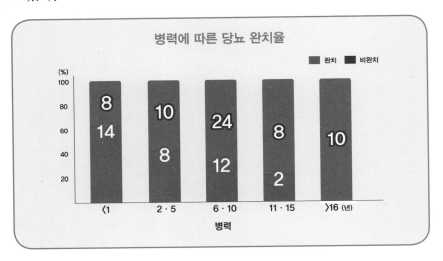

Diabetes/Metabolism Research and Review 2003년 3월호에
발표된 '병력에 따른 당뇨 완치율' 결과를 보면 91명 중 1년 후에 조
사한 결과 31명 즉 34.4%가 완치되었다고 밝히고 있다.

대부분의 경우 완치 시까지 걸린 기간은 3개월에서 8개월이었다.

즉 오랜 병력을 가진 환자보다는 초기에 진단 받은 환자들의 완
치율이 높다. 하지만 경우에 따라서는 오랜 병력을 가진 환자도 완
치된 케이스가 있다.

인슐린펌프 치료 1년 후에 조사한 결과를 보면 병력이 1년인 사람
은 63.6%, 1년 이상에서 5년인 사람은 44.4%, 6년에서 10년인 사

람은 33.3% 11년에서 15년인 사람은 20.0%가 완치되었다. 다만 16년 이상인 사람은 인슐린펌프 치료 1년 내에는 한 사람도 완치되지 않았다.

이 수치는 인슐린펌프 치료 1년 후에 조사한 것이지만 2년, 3년 후에는 이 완치율이 증가한다.

다른 완치된 환자를 소개하면 16세 남자 환자가 당뇨병을 진단 받은 지 아주 초기인 1주일 만에 인슐린펌프 치료를 시작했던 경우이다.

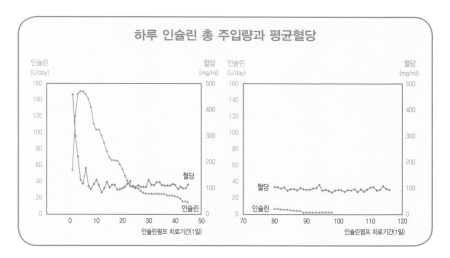

처음 진료 시에 혈당치는 450mg/dℓ로 매우 높았다. 주입된 인슐린 양은 처음에는 매일 급격히 증가하여 치료시작 후 9일 후에는 하루 150단위였다. 혈당치는 하루 평균 100mg/dℓ로 정상화 되었다.

이후 인슐린 양이 급격히 감소하여 인슐린펌프 치료 시작 3주 후에는 40단위로 감소하였고 혈당치는 지속적으로 100mg/dℓ을 유지했다. 평균 혈당치를 100㎎/㎗로 유지하는 인슐린 주입량이 지속적으로 줄어들었다. 결국 98일 만에 인슐린을 주입하지 않아도 혈당은 평균 100㎎/㎗로 유지했다. 완치된 것이다.

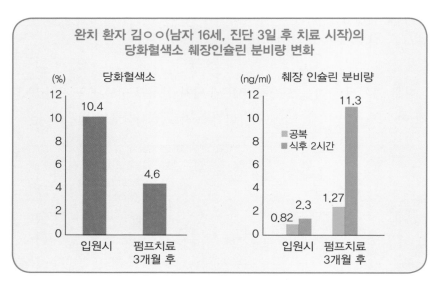

인슐린펌프 치료 시작 전에는 췌장의 인슐린 분비를 나타내는 혈청 C-peptide치는 공복 0.82ng/㎖, 식후 2시간 후 2.3ng/㎖였다. 그리고 완치되고 3개월 후 혈청 C-peptide 측정결과 공복 1.27ng/㎖, 식후 2시간 후 11.3ng/㎖로써 공복 시에는 1.6배, 식후 2시간에는 4.9배로 인슐린 분비가 증가되어 췌장에서 인슐린 분비가 정상화됨을 알 수 있었다.

초기에 인슐린펌프 치료를 시작해 혈당과 췌장기능을 정상으로 회복시켜 100일만에 당뇨병이 완치된 경우이다.

경제적 효과

건강을 잃게 되면 모든 것을 잃는 것과 같다. 특히 당뇨병을 앓게 되면 모든 것을 잃어버리게 된다. 경제적 위기와 함께 이혼 위기 등 가정이 흔들리게 되는 것도 많이 보게 된다. 우리의 몸과 생활에 위기가 오기 전에 건강을 지키는 것이 당연한 일 아닌가.

평균적으로 당뇨병 환자의 연간 일인당 총 진료비는 평균 220만 원 정도 된다고 한다. 일단 당뇨병은 합병증에 걸리기 시작하면 생계에 위협을 받을 정도로 돈이 많이 들어가는 것이다.

실제로 당뇨병 합병증으로 인한 협심증으로 스텐트를 넣는 수술은 수백만원 정도이다. 게다가 입원을 경험한 당뇨병성 족부질환 환자의 경우에는 연평균 총진료비가 약 1천만원, 관상동맥우회로술을 했을 경우, 경피적 관상동맥증제술을 했을 경우 수많은 돈을 지불해야 한다.

당뇨 합병증이 시작되면 온 몸이 종합병원이 되기 때문에 생계가 위협을 받게 되는 것이다.

하지만 인슐린펌프 치료를 하게 되면 합병증이 오지 않기 때문에 막대한 돈이 들지 않게 된다. 뿐만 아니라 당뇨병이 치료되면서 대부분의 환자들이 하는 이야기가 '기력이 생겼다.' '활력이 넘친다'라는 말을 많이 한다.

건강을 회복하게 됨에 따라 사회활동이나 직장생활을 잘 할 수 있어 돈도 더 많이 벌 수 있고, 병원비도 아낄 수 있어 경제적 효과는 상당하다고 할 수 있다. 하지만 돈의 가치로 환산할 수 없는 '건강'을 회복하게 되니 인슐린펌프 치료를 바로 시작해야 하지 않을까?

선진국에서는 인슐린펌프 치료를 의료보험에서 그 비용을 지원해 여러 합병증을 예방하고 환자로 하여금 사회적이나 경제적 활동을 계속하여 국가적으로나 사회적으로 이익되게 하고 있다.

미국, 영국, 프랑스, 독일, 덴마크, 이탈리아, 스웨덴, 필란드, 노르웨이 등 거의 대부분의 선진국에서 구입비, 유지비, 치료비 등에 대해 의료보험 혜택을 주고 있다. 그만큼 인슐린펌프 치료가 기존의 당뇨병 치료보다 월등하게 의료비 절감 및 사회 이익증가의 효능이 있다는 것을 증명하고 있다.

인슐린펌프치료시 효과

- 24시간 정상혈당치 조절이 가능하다
- 정상 생활이 가능하다
- 합병증 예방 및 치료가 가능하다
- 완치되는 율이 높다
- 젊고 건강하여 진다

인슐린펌프 치료와
인슐린 다회주사요법의
차이

정상인의 경우에는 인슐린이 췌장에서 조금씩 소량으로 일정하게 분비되며(기초주입) 식사 시에는 특히 많은 양이 한꺼번에 분비(식사 주입)되는 패턴을 보인다. 당뇨병은 전체적으로 인슐린 분비가 매우 감소되어 있다.

인슐린 다회주사요법과 인슐린펌프 치료법은 식사 때에 맞춰 식사주입 인슐린을 넣어준다는 점에서는 비슷한 듯 보인다. 인슐린 다회요법은 기초인슐린주입을 하루 한 번이나 두번 주는 것이고 인슐린펌프는 24시간동안 지속적으로 적은 양의 인슐린이 계속 주입되는 방식이다. 따라서 언뜻 보기에는 인슐린 다회요법과 인슐린펌프 치료법이 같아보인다. 그러나 그 치료결과를 보면 상당한 차이가 있다.

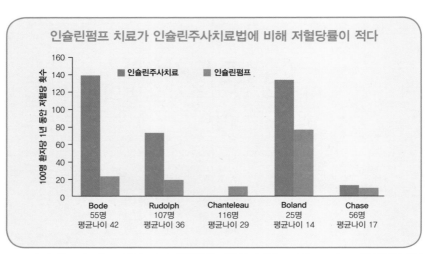

인슐린펌프 치료가 인슐린주사치료법에 비해 저혈당률이 적다

출처 : Chantelau E, et al Diabetologia 1989;32:421-426; Bode BW, et al Diabetes Care, 1996;19:324-327; Boland EA, et al DDiabetes Care, 1999;22:1779-1784; Chase HP, et al, Pediatries, 2001;107:351-356

저혈당 횟수나 정도가 인슐린펌프 치료시 인슐린다회주사요법에 비해서 적다.

여러 연구자들의 발표에 의하면 이 그림에서 볼 수 있는 것과 같이, 같은 환자를 인슐린 주사요법을 하다가 인슐린펌프로 바꾸었을 때, 저혈당 횟수가 현저히 감소함을 알수 있다. 즉 인슐린펌프치료시에 저혈당의 위험이 현저히 줄어든다.

2003년도 Bode가 연구한 〈당뇨병 환자 100명의 인슐린펌프요법과 인슐린다회주사요법의 하루 혈당치 비교〉 연구에서도 알 수 있듯이 인슐린펌프는 인슐린다회주사보다 혈당조절이 더욱 정상화됨을 알 수 있다.

2014년에 발표된 〈제2형 당뇨병의 치료시 인슐린펌프치료와 인슐린다회주사요법 치료의 비교〉 옵티마이즈(OpT2mise) 연구에서도 6개월

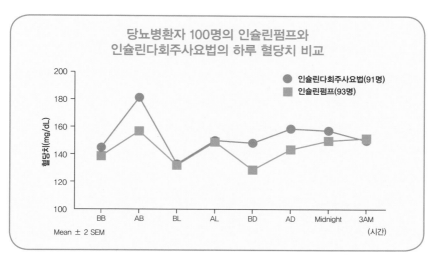

당뇨병환자 100명의 인슐린펌프와
인슐린다회주사요법의 하루 혈당치 비교

- 인슐린다회주사요법(91명)
- 인슐린펌프(93명)

Mean ± 2 SEM

출처 : Bode, et al. Diabetes 52,(Sippl 1), 2003 Abstract 438.

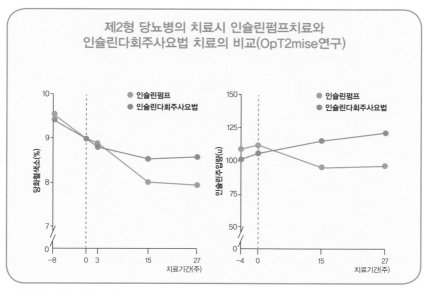

제2형 당뇨병의 치료시 인슐린펌프치료와
인슐린다회주사요법 치료의 비교(OpT2mise연구)

- 인슐린펌프
- 인슐린다회주사요법

- 인슐린펌프
- 인슐린다회주사요법

출처 : Yves Reznik, Ohad Cohen, Ronnie Aronson, Ignacio Conget, Sarch Runzis, Javier Castaneda, Scott W Lee
The Lancet, Volume 384, Issue 9950, 2014, 1265-1272

동안 각각 132명의 2형 당뇨병 환자에게 같은 인슐린 주입량으로 인슐린펌프 방법과 인슐린 다회주사요법으로 치료를 했다.

그 결과 인슐린펌프는 혈당치가 정상적으로 떨어졌고 인슐린다회주사 요법은 이보다 훨씬 높게 유지되는 것을 볼 수 있다.

인슐린 필요양도 인슐린다회주사요법은 치료경과에 따라 서서히 증가하는 것을 볼 수 있다. 이는 인슐린 작용력이 떨어지는 즉 인슐린 저항성이 야기된 것이다.

반대로 인슐린펌프는 치료 경과에 따라 췌장 기능이 회복되어 인슐린 필요양이 줄어들어 주입량도 줄어들고 인슐린 저항성도 없어지는 것을 볼 수 있다.

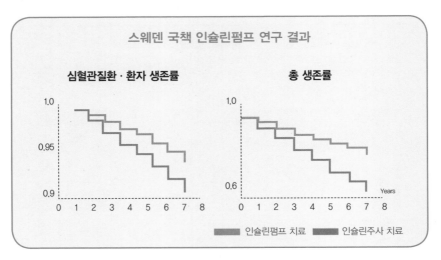

2015년 6월 14일 BRITISH 메디컬저널지에 발표된 스웨덴 국책 연구에 의하면 18,168명의 1형 당뇨병 환자에게 다회요법과 인슐린펌프 요법을 실행해 생존률을 7년 동안 관찰했다. 그 결과 인슐린 주사 다회

요법이 인슐린펌프 치료보다 심혈관질환으로 인한 사망률과 총 사망률이 통계적으로 더 높다는 것을 알 수 있었다.

왜 이런 차이가 있는 것일까?

단순히 생각하기에는 인슐린다회주사요법과 인슐린펌프요법이 인슐린을 주사하는 것이므로 같다고 여겨질 수 있다. 실제로 환자에게 당뇨병 치료를 한 임상적 결과가 이렇게 차이가 나는 것이 잘 이해되지 않을 것이다.

하지만 이런 차이는 인슐린 주사 후 인슐린이 피부에서 혈액 속으로 흡수되는 인슐린 흡수속도와 인슐린의 양이 인슐린 다회주사법에서는 똑같은 환자에게, 똑같은 주사기로, 똑같은 양의 인슐린을 똑같은 피부에 주사할지라도 그 흡수되는 속도와 인슐린 양이 주사기로 주사할 때마다 −50%에서 +50%까지 큰 차이를 보인다.

따라서 같은 양의 음식을 먹고, 같은 양의 운동을 하였다 할지라도 어떤 때는 저혈당이, 어떤 때는 고혈당이 오게 되는 것이다.

그러나 인슐린펌프요법은 인슐린이 주입될 때마다 이러한 인슐린 흡수 속도와 양이 3% 이내로 큰 차이 없이 정밀하게 흡수되어 안정된 혈당조절이 가능하다는 것이 기초연구를 통해서 알려져 있다.

인슐린펌프
치료 과정

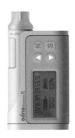

　인슐린펌프 치료의 가장 중요한 요인은 환자 자신이 의사처럼 되어야 한다는 것이다. 전문적인 지식을 가지고 오랜 기간 교육을 받아야 하는 의사를 말하는 것이 아니다.

　당뇨병은 어떠한 병인지, 원인을 잘 이해하고, 문제를 해결하는 방법을 잘 알아야 한다는 것이다. 또한 현실 생활에서 실천하는 방법을 터득하여야 한다는 뜻이다.

　이를 위해 당뇨병센터에 7~14일 정도 입원한다. 하루에 혈당검사 7회, 규칙적인 식사, 운동 및 전문 간호사로부터의 강의 및 실습 등이 이뤄진다. 이러한 과정을 마치게 되면 보통의 환자들도 당뇨병 박사가 되어 퇴원할 수 있다. 즉 정상인과 같은 생활이 가능하게 되어 일상생활을 할 수 있게 된다는 말이다.

일상생활에서 당뇨병 원인을 경감시키는 방법을 계속하면 당뇨병 합병증을 예방하고, 췌장의 인슐린 분비기능도 정상화되어 완치될 수 있다.

가장 중요한 것은 당뇨병에 대한 올바른 지식이고 훈련이다. 인슐린펌프 사용법, 당뇨병 치료를 위한 교육이 입원동안에 이뤄지는 것이다. 이 기간 동안 신체가 변하고, 인슐린펌프 치료에 적응하는 시간이 필요하기 때문이다.

인슐린펌프는 복부 피하지방에 아주 가늘고 짧은 바늘을 꽂는다. 한 번 꽂으면 3일에 한 번씩 주입세트를 변경하면 된다. 따라서 하루에 몇 번씩 주사기로 피부를 찔러서 인슐린을 주입해야 하는 인슐린주사요법에 비해 고통이 적다. 또한 약을 먹어야 하는 번거로움을 줄여준다.

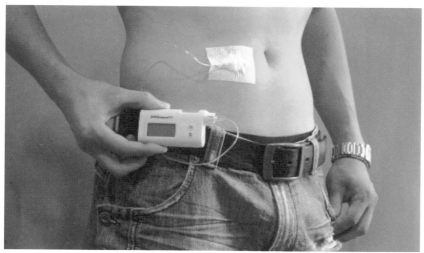

▲인슐린펌프 착용 예

퇴원 후에는 3~6개월에 한 번씩 당뇨센터 외래를 방문한다. 그간의 신체 변동의 상황과 일상적인 생활의 잘못된 점들을 치료자와 의논해 개선하는 것이다. 이때 혈액 및 소변검사, 인슐린 투입량 등에 대한 진료를 받는다.

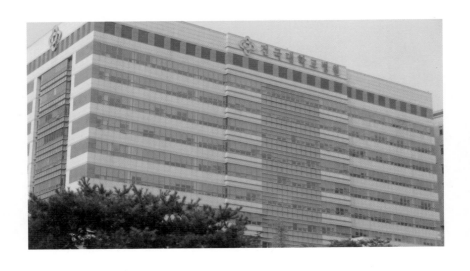

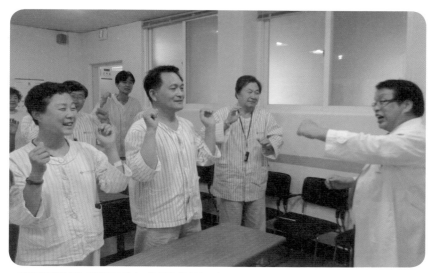

▲충주건대병원 당뇨센터에서 환자교육 중인 최수봉 교수.

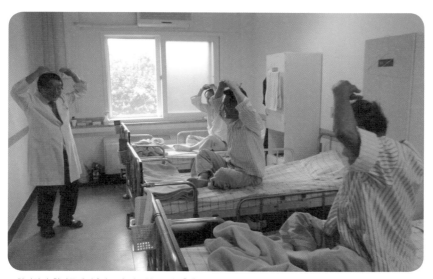

▲회진하며 환자들에게 "당뇨병 치료할 수 있다", "반드시 완치할 수 있다"고 희망을 주는 최수봉 교수.

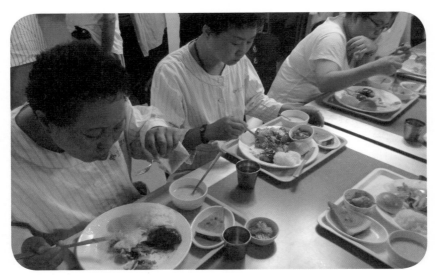

▲충주건대병원 당뇨센터에서 충분한 식사를 하는 환자들.

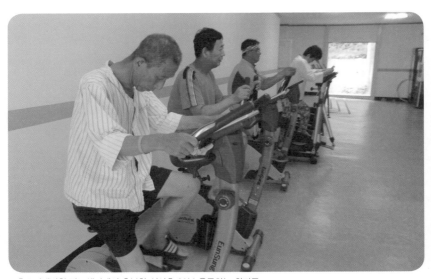

▲충주건대병원 당뇨센터에서 충분한 식사후 30분 운동하는 환자들.

4
당뇨병으로 부터
탈출한 사람들

최익천 씨에게는 올해 초등학교 1학년이 된
늦둥이가 하나 있다. 이 치료를 받기 전에는
이 아이가 고등학교 마칠 때까지 만이라도
살 수 있다면 좋겠다고 생각했다. 그도 그럴
것이 아침에 눈을 뜨면 앞이 보이지 않고, 밤
새도록 누군가 수천 개의 바늘로 자신을 찌
르는 듯 고문당하는 아픔 속에 살았으니깐.
그 때는 이룰 수 없는 꿈만 꾸는 상태였던 것
이다.
"이제 나는 건강하고 행복한 100세를 준비하
고 있어요. 일과 삶에 의욕도 생겼고 내 몸을
스스로 설계할 수도 있어요. 몸이 건강하지
못하면 그저 생명 연장이지 삶을 살아가는
것이라고 할 순 없죠."

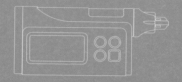

1
"이젠 건강하고 행복한
100세 인생을
준비하고 있어요"

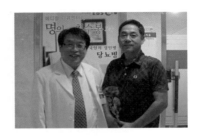

최익천(남, 52세, 당뇨병 15~16년, 인슐린펌프 1년 7개월 착용 후 완치)

"아침에 눈을 뜨면 세상이 뿌옇게 보였습니다. 다음 날 아침은 더 뿌옇게... 짙은 안개가 내 시야에 내려앉고 있었죠. 내일이면 앞을 더 볼 수 없을 거라는 절망이 내 목을 점점 조여 왔습니다. 밤에는 다리와 손끝을 시리고 저리게 하는 고문이 다가와 잠을 이루지 못하게 했고요. 조금씩 그리고 서서히 다가오는 고통과 어두운 그림자는 하루하루 살아가는 것 자체를 지옥으로 만들었습니다."

최익천 씨는 당뇨병을 15년간 앓아가면서 점점 합병증이 나타나기 시작했다. 시력은 점점 나빠지고 뼈 마디마디가 저리고 손과 다리는 시려서 잠을 잘 수 없는 상태였다. 혈액순환이 잘 되지 않다보니 발가락도 점점 새카맣게 변해갔고, 온 몸은 가렵고 반점이 생기기 시작했다.

머리끝부터 발끝까지 안 아픈 곳이 없었다.

합병증이 오면서 먹어야 하는 약의 가짓수도 점점 늘어갔다. 하지만 그 약들로 인해 다시 위장장애까지 생기며 악순환이 반복됐다.

"당뇨병이요? 운동하면 괜찮아진다고들 말하지요. 하지만 저처럼 오랜 시간 당뇨를 앓고 합병증이 오게 되면 머리로는 운동을 하고 싶어도 몸이 말을 안 들어요. 무기력증에 빠지고 아무것도 하고 싶지 않는 상태가 되죠."

당시 그의 상태는 당화혈색소 10.1%, 혈당 400㎎/㎗이었다.

어느 날이었다. 최익천 씨 아내는 우연히 방송을 통해 인슐린펌프를 알게 되었고 남편에게 찾아가 볼 것을 권했다.

"처음부터 당뇨병이 치료될 수 있을 것이라 믿고 간 건 아니에요. 다니고 있던 ○○대학병원에서도 계속 합병증만 키우고 있었으니까. 그저 아내 권유 때문에 속는 셈 치고 찾아가게 되었습니다. 그런데 대기실에서 75세 된 노신사 한 분이 자신의 인슐린펌프를 보여주면서 착용한지 16년 됐는데 너무 건강해졌다며 아직 착용 전이라면 돈 생각 말고 꼭 한 번 해보라고 권하더군요. 그때 인슐린펌프에 대해 조금 신뢰하게 되었습니다."

인슐린펌프 220만원, 언뜻 보기엔 비싸게 느껴지지만 다른 여러 치료와 약에 비하면 그다지 비싼 것도 아니라는 생각에 그는 인슐린펌프를 착용하기로 결심했다.

최익천 씨는 건대충주당뇨병센터에 처음으로 입원한 날을 정확히 기억하고 있다. 2011년 10월 28일. 그에게 새로운 삶을 열게 된 시점이기 때문이다.

"굳이 입원을 10일씩이나 해야 하나 생각도 들었죠. 사업을 하고 있는 사람이 장기간 일터에서 벗어나 있는 건 쉬운 일이 아니죠. 하지만 막상 들어가 입원해 보니 너무 좋았어요. 철저하게 당뇨병 치료를 위한 교육부터 식사와 운동관리까지. 한 주만 더 있으면 완전히 나을 것 같더군요. 그래서 3주간 입원했습니다."

인슐린펌프 착용 후 운동할 수 있는 기운이 나기 시작한 그는 퇴원 이후에도 당뇨병센터에서 배운 규칙을 한 번도 어긴 적 없이 지켰다.

그 결과 2012년 9월 인슐린펌프를 이제 착용하지 않아도 된다는 희소식을 듣게 된 것이다. 11개월 만에 '완치' 판정을 받은 것이다. 하지만 최익천 씨는 스스로 너무 빨리 떼는 것이 아닌가 하는 생각으로 조금 더 착용하겠다고 했다. 그리고 6개월 더 착용한 후 기계를 완전히 떼었다.

이제 그는 몸이 정상으로 돌아왔다. 인슐린펌프를 착용하지 않았어도 식전 혈당이 100mg/㎗ 미만, 식후는 120~130mg/㎗ 정도로 공복 혈당도 항상 100mg/㎗ 미만이다. 당화혈색소도 현재 5.8% 정도 나온다.

입원당시 고지혈증도 534㎎/㎗이었지만 지금은 80~100㎎/㎗ 사이. 먹고 있던 고혈압 약도 끊고 현재 110~70mmHg 정도 나온다.

몸무게도 인슐린펌프하기 전에는 85~90㎏이었다. 근육 하나 없이 온몸이 물렁살로 다리는 얇고 상체는 뚱뚱한 상태였다. 그러나 지금은 탄탄한 근육을 가지고 있으며 허리 사이즈도 39인치에서 31~32인치로 줄었다.

어떻게 그는 온갖 합병증에 시달리던 생활에서 벗어나 빠르게 건강한 몸을 회복할 수 있었던 것일까?

"교수님이 시키는 대로 먹고 운동했어요. 특별히 식단관리에 더 신경을 썼는데 혈당이 많이 올라가는 튀긴 음식, 떡, 국수, 라면 등은 일절 먹지 않았습니다. 견과류도 항상 챙겨 먹었죠. 건강보조식품은 일절 입에도 대지 않았고요. 교수님이 처방한 약 이 외에 다른 약도 절대로 먹지 않았죠. 식사 이외에 간식은 하지 않는데 배가 고플 때는 블랙커피를 마셨습니다."

인슐린펌프를 착용한 후에는 술도 끊었고, 새로 생긴 기운으로 운동도 열심히 했다. 포도당을 저장할 수 있는 공간인 근육을 만든 것이다.

"당뇨병 완치를 하려면 스스로도 많은 노력을 해야 한다고 생각해요. 완치를 위한 인슐린펌프 역할이 80%라면 자신의 노력은 20%라고 생각합니다. 어떤 분들은 인슐린펌프를 너무 의지하기 때문에 충분히 뗄 수 있는데도 15~16년 씩 착용하는 것 같아요. 스스로 내 몸의 의사가 되어 건강한 육체를 만들기 위해 노력하면 빠르게 완치될 수 있을 거라 생각합니다.”

　최익천 씨에게는 올해 초등학교 1학년이 된 늦둥이가 하나 있다. 이 치료를 받기 전에는 이 아이가 고등학교 마칠 때까지 만이라도 살 수 있다면 좋겠다고 생각했다. 그도 그럴 것이 아침에 눈을 뜨면 앞이 보이지 않고, 밤새도록 누군가 수천 개의 바늘로 자신을 찌르는 듯 고문당하는 아픔 속에 살았으니까. 그 때는 이룰 수 없는 꿈만 꾸는 상태였던 것이다.

　“이제 나는 건강하고 행복한 100세를 준비하고 있어요. 일과 삶에 의욕도 생겼고 내 몸을 스스로 설계할 수도 있어요. 몸이 건강하지 못하면 그저 생명 연장이지 삶을 살아가는 것이라고 할 순 없죠.”

2
"눈으로 보기에도 건강해 보이는 내 몸! 이젠 자랑스러워요!"

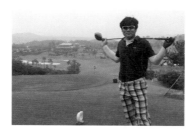

하상철(남, 43세, 당뇨병 12년, 인슐린펌프 2년 착용)

"당뇨! 한 마디로 말하자면 '풍선에서 바람이 빠지는 기분'이죠."

하상철 씨가 처음 당뇨 진단을 받은 것은 31세. 지금으로부터 12년 전이다.

이유 없이 계속 살이 빠져 이상하게 여긴 그는 혹시나 하는 마음에 당 검사와 소변 검사를 했다.

결과는 '당뇨병'.

"인생 끝났다는 생각이 들었습니다."

젊은 나이에 '당뇨'라는 진단을 받았으니 얼마나 절망스러웠을까?

주위에 당뇨에 걸린 사람들을 보면서 비쩍 마른 모습들이 눈에 보기에도 안 좋았기 때문에 '당뇨'라는 글자 자체가 싫었고, 스트레스였다.

그런데 자신의 몸이 점점 말라가고 누가 보기에도 병색 짙어 보이는 상태가 되다 보니 모든 일에 있어서 의욕 상실이었다.

"거울 속에 비춰진 모습은 내가 아닌 것 같았어요."

처음 당뇨 판정을 받았을 때만 해도 키 178cm에 몸무게 83~84kg이었으니 누가 봐도 건장했던 하상철 씨. 하지만 당뇨를 앓고 점점 살이 빠지더니 57kg로 비쩍 말라갔다.

"인슐린펌프를 하기 전에는 당뇨약 처방을 받아서 한 알씩 먹기 시작했어요. 나이도 젊고 하니깐 잘 먹고, 운동도 열심히 하면 괜찮을 줄 알았어요. 그런데 아무리 잘 먹어도 500g씩 살이 서서히 빠지기 시작했죠. 풍선에 바람이 빠지듯 점점 기력이 쇠약해졌습니다."

처음에는 약을 복용하면서 음식 조절하며 잘 관리하면서 당뇨 수치가 거의 정상에 가깝게 유지를 해 왔다.

문제는 사람이 항상 관리를 잘 할 수 있는 것이 아니라는 점이다. 조금만 소홀하면 금방 당 수치가 올라가고 그렇게 한 번 올라간 수치는 좀처럼 내려오지 않았다.

"예를 들어 150mg/dℓ을 평소 유지하며 잘 지내다가 한 번 잘못해서 180mg/dℓ 올라가면, 아무리 노력해도 180mg/dℓ 이하로 떨어지지 않는 거예요."

그는 혈당 수치 180mg/dℓ를 그대로 유지하다가 관리가 소홀해지면 또 올라가고. 그렇게 수치가 올라가다 보니 결국 200㎎/㎗ 이상이 되었다.

혈당 수치 200㎎/㎗ 이상을 6개월 이상 지속하게 되면 합병증 생길 확률이 높아진다는 이야기를 들은 하상철 씨는 점점 겁이 나기 시작했다.

"200㎎/㎗을 안 넘으려고 얼마나 노력했는지 몰라요. 그런데 평균적으로 200~250㎎/㎗이 나오다 보니 더욱 불안해졌죠. 그래서 의사선생님에게 약을 조금 더 먹으면 안 되겠냐고 물었습니다. 하지만 돌아오는 건 약으로는 더 이상 방법이 없다는 무심한 대답뿐이었죠."

사람이 밥 먹고 운동만 하고 살아갈 수도 없고 7~8년 동안 당뇨병은 야금야금 하상철 씨의 건강을 좀 먹었고 결국 약으로도 치료할 수 없게 됐다. 노력해도 소용없게 되자 포기상태에 이르렀다.

하상철 씨 어머니도 당뇨환자이다. 아들이 자신과 같은 병이라는 사실에 더 마음 아파한 어머니는 주위에 도움을 구하고 다니다가 인슐린펌프 이야기를 들은 것이다.

"인슐린펌프를 처음 들었을 때는 불신하며 반대했습니다. 무슨 사이비 종교 같았죠. 지금까지 노력해도 안 된 치료가 인슐린펌프로 완치된다는 것이 도저히 믿겨지지가 않았어요."

그의 석연치 않은 반응에 어머니는 혼자서라도 최 교수에게 진료를 받을 테니 병원에 데려다 달라고 했고, 결국 그것이 계기가 되어 함께 치료를 받게 되었다.

그리고 충주건국대병원 당뇨병센터에 2주간 입원하면서 당뇨병에 대한 정확한 정보를 알게 됐다. 인슐린펌프에 대해서도 신뢰를 갖게 되었다.

"솔직히 처음 입원했을 때만 해도 인슐린펌프에 대한 불신이 굉장히 강했어요. 하지만 2주 입원하는 동안 몸으로 느낄 수 있었고 입원한 환자들을 보면서 마치 만병통치약을 보는 느낌이었어요. 당뇨로 인해 생긴 모든 병은 다 고치는 것 같았습니다."

하상철 씨는 인슐린펌프 착용한지 2년 정도 되었다. 그리고 현재 다시 예전 몸무게 83~84kg으로 회복되었다.

인슐린펌프 착용 전에는 굉장한 피로감으로 일을 할 수 없었는데 지금은 활력도 넘친다고 말한다.

"인슐린펌프를 착용하고 일단 음식 가리는 것 없고 살 빠지는 걱정 할 필요도 없고 특별히 신경 쓸 것도 없기 때문에 굉장한 해방감이 들었습니다. 몸이 좋아지는 것이 눈에 보이니 당연히 기분도 좋았구요."

종종 주변 사람들로부터 "좋아져 보인다"는 인사를 자주 받는다.

그때마다 그는 "인슐린펌프 덕분이다"라고 이야기 한다. 하지만 인슐린펌프를 착용했다고 하면 반응은 대부분 "인생 막바지 상태"라고 인식한다며 안타까워 한다.

"당뇨병을 1년 앓았으면 인슐린펌프 착용 1년 후에 완치가 가능하고, 10년 동안 앓았다면 완치하는데 10년이 걸린다는 이야기를 들은 적이 있어요. 빨리 인슐린펌프로 치료 받는 것이 그만큼 좋은 것이죠. 하지만 이야기를 해도 믿지를 않으니 답답할 뿐이죠."

일반적으로 사람들은 병이 극에 치닫지 않는 이상 인슐린펌프에 거부감을 느낀다는 것이 제일 문제라는 것이다.

그래도 그의 이야기를 듣고 치료 받은 사람들은 실제로 건강을 회복해 만날 때마다 "고맙다"며 자신에게도 생명의 은인처럼 여길 때 뿌듯함을 느끼곤 한다.

당뇨병으로 인한 고통으로 '자살'까지 생각했던 사람들이 이제는 특별히 관리하지 않아도, 인슐린펌프 착용만으로도 놀라울 정도로 몸이 건강해졌으니 얼마나 고맙겠는가.

식사 때도 당뇨라고 해서 일부러 남들과 다르게 따로 차려 먹을 필요 없고, 무리하게 소식할 필요도 없이 그저 '평범하게', '남들처럼' 식사하고 생활할 수 있다는 것은 큰 축복이라고 말한다.

처음 인슐린펌프를 착용했을 때 인슐린 넣는 양이 '28'. 현재는 '21'.

사실 하상철 씨는 식사 때마다 먹는 일회용 커피를 아직 끊지 못했다.

"커피만 줄여도 인슐린 양을 더 많이 줄일 수 있을 것 같아요."

욕심내서 열심히 관리하면 더 빨리 완치도 가능할 것 같은데 현재는 먹고 싶은 것 다 먹으면서 스트레스 안 받는 쪽으로 관리하고 있다.

당뇨 체크도 처음에는 하루에 7번 씩 쟀는데 지금은 하루에 두 번 아침에 일어나서 공복 상태에서 1번, 밤에 자기 전에 1번만 체크한다. 당뇨 수치 변화가 보통 때와 비슷하게 항상 유지되기 때문에 크게 필요를 느끼지 않기 때문이다.

"오늘 아침에도 재어 보니 공복에 100㎎/㎗ 정도 나왔어요. 식후에도 많이 나와 봐야 170㎎/㎗ 정도죠. 수치가 조금 더 낮으면 좋겠지만 지금으로도 만족하고 있어요."

몸이 좋아지면서 일에 대한 의욕도 넘치고, 대인관계도 더 좋아진 하상철 씨. 이제 조금 더 욕심내 '당뇨병 완치'에 도전장을 내민다는 그의 모습은 자신감으로 가득 차 있다.

"이렇게 좋은 걸 왜 진작 믿지 못했을까요?"

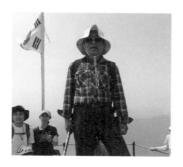

황 일(남, 78세, 당뇨병 43년, 인슐린펌프 3년 착용)

황일 씨는 당뇨병을 1973년부터 43년간을 앓아왔다. 인생의 절반 이상 '적과의 동침'을 해 온 것이다.

당뇨병을 사뭇 '사나운 개'와도 같다고 표현할 정도로 지독한 병이지만 그는 '당뇨'라는 병에게 오히려 감사하고 있다.

"아무리 '사나운 개'라도 친해지고, 사랑해주면 물지 않죠. 오히려 친구가 될 수 있어요. '당뇨'는 내게 그런 존재예요. 내 나이 이제 여든까지 2년 남았는데 60대, 70대 부럽지 않은 체력으로 건강하게 살고 있어요."

'긍정은 나의 힘'이라며 당뇨도 하나님이 주신 축복이라는 생각이 든다는 황 일 씨. 그가 건강을 되찾고 감사하는 삶을 살 수 있게 된 건 3년 전 인슐린펌프 치료를 하면서부터이다.

　자신이 당뇨라는 사실은 43년 전 감기에 걸려 병원에 갔다가 알게 되었다. 내과에서 소변검사를 하게 되었는데 당뇨로 나온 것이다.
　"사실 당뇨라는 것을 몰랐을 뿐 그 전부터 몸은 안 좋았던 것 같아요. 늘 피곤하고 힘이 없었죠. 고기를 먹어도 기운이 없고, 커피를 마셔도 소용없었어요."
　이후 그는 당뇨약은 먹지 않고 운동과 식이요법만 병행했다.
　"체중이 68kg으로 마른편이 아니었는데 식단 조절을 하면서 11kg을 더 뺐어요. 식사량은 반으로 줄여 한 끼에 600g씩 먹었죠. 하지만 몸 상태가 그리 좋지 않았어요. 그랬더니 당시에 다니던 병원에서는 식사량을 더 줄이라고 하더군요. 그래서 300g으로 더 줄였습니다."
　그의 체중은 계속 줄었다. 그런데도 몸 상태는 점점 안 좋아지는 것을 느껴 150g으로 더 줄였다.
　150g! 상상이 가는가. 이해를 돕기 위해 설명을 하자면 일반적인 커피 종이컵에 물을 조금 덜 채운 수준. 인슐린펌프 치료하기 전까지 계속 그만큼만 먹고 살아온 것이다.

　하지만 좀처럼 몸은 좋아지지 않았다. 그리고 결국은 뒤늦게 당뇨약을 먹기 시작했다. 그런데 약을 먹어도 소용없었다. 몸은 계속 나빠지는 것이다.

　그러다 방송을 통해 인슐린펌프를 알게 되었다. 방송에서의 말대로라면 인슐린펌프가 참 좋다는 생각을 했다. 전직 대학교 교수로 학장까지 지냈기 때문에 같은 대학에 있는 다른 교수들을 비롯해서, 평소 알고 지내던 의사들에게도 물어 보았다.

　"그런데 같은 교수들도 최 교수님을 완전히 신뢰하지 않는 거예요. 인슐린펌프는 믿을 만한 것이 아니라고 말하더군요. 다른 병원 의사들도 인슐린펌프는 마지막 수단이고 당화혈색소가 9~10%나 되어야 받는 거라는 것이죠. 당시에 내 상태는 7~8% 정도였는데 아직은 할 단계가 아니라며 인슐린펌프 치료 받는 것은 바보 같은 짓이라고 하더군요. 심지어는 기계 팔아먹으려고 사기 치는 사람으로까지 치부하더군요. 그러면서 약으로도 충분히 조절 가능하다고 했습니다."

　동료 의사들도 부정적으로 말하다 보니 의심은 더 커졌고 그는 여러 병원을 검색해 보며 당뇨 치료법을 찾아보았다. 그런데 우리나라에서 내로라하는 큰 병원에서 인슐린펌프 치료하는 곳은 없었다.

　"뭔가 문제가 있으니 치료를 안 하겠지 생각하면서 의심은 더 커졌어요."

　그런데 약으로도 충분히 치료가 가능하다고 한 황 씨의 상태는 점점 안 좋아졌다.

　"약으로 당뇨 조절은 그런대로 유지되는 것 같았어요. 그런데 다른 데에서 문제가 생겼죠. 기관지염이 생긴 거예요. ○○대학병원에서 2년 반 동안 약을 먹었는데 도대체 낫지를 않았어요. 답답한 마음에 화를 내며 따졌더니 약을 7가지나 처방하더군요. 그 전까지는 4가지 종류를 먹었는데 정확하진 않지만 스테로이드와 마약 성분 같은 것을 추가한 것 같았습니다."

이 후로 당뇨약도 소용없어지면서 그는 선택할 여지가 없이 절실한 마음으로 결국 인슐린펌프를 해야겠다 결심했다.

"충주건대병원 당뇨병센터에 가서 강의를 들으면서도 확신은 못 했어요. 그저 어쨌든 한 번 해보자 하는 마음으로 인슐린펌프를 착용했는데 지금은 얼마나 감사한지 모릅니다. 아니 이렇게 좋은 것을 왜 다른 의사들은 하지 말라고 그러는지 이해가 안돼요. 최 교수가 주목 받는 것이 싫어서 그런 건지, 제대로 의학을 배우지 않아서 그런건지 알 수 없지만 확실한 건 그들이 엉뚱한 소리를 한다는 것을 잘 알죠. 솔직히 내게 인슐린펌프 치료 받지 말라고 한 의사들에게 따져 묻고 싶은 심정입니다."

이제는 인슐린펌프로 혈당 조절 뿐 아니라 건강을 회복한 그는 오랫동안 고생하던 기관지염도 나았다. 뿐만 아니라 발바닥이 갈라지고 딱딱한 군살이 박히면서 아프던 것이 지금은 아기 속살같이 깨끗이 바뀐 것을 보고 더욱 신뢰하게 되었다.

"가장 만족스러운 것은 밥을 먹고 운동을 안 해도 혈당이 올라가지 않는다는 거예요. 예전에 식이요법만 할 때는 밥 먹고 2시간 정도 운동을 안 하면 혈당이 떨어지지 않았어요. 물론 인슐린펌프를 착용해도 식후 바로 운동을 해야겠지만 바빠서 못한다 해도 혈당이 많이 올라가지 않더군요."

　지금은 정상인처럼 생활한다는 것이 가장 행복하다는 황 일 씨.
현재는 식이요법을 같이 병행하고 있는데 식이요법이라고 해서 특
별한 것은 아니다. 기본적인 것으로 골고루 채소와 생선, 고기를
끼니에 맞춰 늘 먹고 있다.

　"전 분당병원 정진엽(현 보건복지부 장관) 원장님께도 왜 유명대
학병원 교수들은 인슐린펌프 연구를 안하는지 알아봐 달라고 부탁
한 일도 있었지요. 다니던 대학병원에서 인슐린펌프에 대해 나쁘게
만 말하지 않았어도 더 빨리 건강을 찾았을텐데 말입니다."

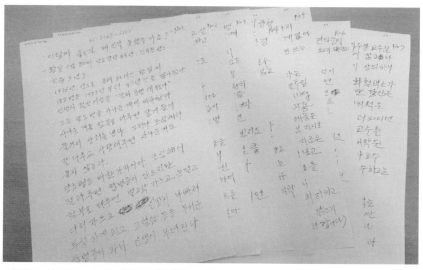

▲ 황일씨가 인슐린펌프 치료효과를 직접 작성해서 보내왔다.

4
"식후 바로 운동 실천이 당뇨병 완치를 앞당겨 줄 것"

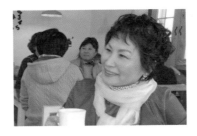

박용애(여, 당뇨병 8년, 인슐린펌프 3년 착용)

"다들 제가 당뇨병이 있다고 하면 깜짝 놀라곤 해요. 남들보다 더 건강해 보인다구요. 사실 인슐린펌프 착용하기 전에는 기운도 없고, 매사가 짜증나고 그랬는데 지금은 기운도 나고 정서적으로도 매우 안정된 상태예요. 몸도 마음도 모두 건강해졌죠."

박용애 씨는 당뇨병을 8년 동안 앓고 있지만 3년 전 인슐린펌프를 착용한 후부터는 매우 활기 있게 살고 있다.

박용애 씨는 당뇨라는 것을 알고 난 후 빨리 병원에 가서 치료를 받았다. 하지만 점점 몸은 망가져 가는 것을 느낄 수 있었다. 시간이 지날수록 약은 늘어나지만 점점 다른 기관에도 문제가 발생, 갑상선, 자궁 등에 혹이 생기기 시작한 것이다. 당화혈색소도 병원에 가서 검사할 때마다 계속 올라가니 마음은 점점 우울해지고 심적 스트레스가 쌓이기 시작했다.

"병원에서는 맨날 식단 조절하라고 하니깐 조금 먹을 수밖에 없었어요. 그러다보니 기운은 없고, 의욕도 없어서 눕고 자는 게 당연한 일상이었죠. 몸은 당연히 점점 말라갔고요."

살이 점점 빠져가는 박용애 씨의 모습을 보고 주변에서는 "왜 이렇게 심하게 다이어트를 하냐"고 이야기를 하곤 했다. 하지만 그 말조차도 곧 스트레스로 다가왔다.

인슐린펌프를 시작한 건 3년 전. 후배의 소개로 인슐린펌프 강의를 들으러 간 것이다.

"교수님 강의를 들으면서 저는 '바로 이거야' 하고 깨달았어요. 내 몸에 인슐린이 부족하니까 부족한 것을 넣어줘야 한다는 그 말에 깊이 공감했습니다. 그래서 바로 치료를 받았죠."

인슐린펌프를 착용해 보니 좋다는 것은 몸으로 바로 느낄 수 있다는 박용애 씨. 그 기분을 표현하자면 '나를 누르는 모든 것으로부터 해방된 기분!'이라고 말한다.

"주변에서는 묻곤 해요. 인슐린펌프를 착용하면 불편하지 않나 하고요. 하지만 금방 익숙해져서 차고 있는지도 모르겠어요. 무엇보다 음식을 마음 놓고 먹을 수 있고, 기운도 나고 건강해지니 얼마나 행복한지 모르겠어요. 일반인들과 다른 점이라면 그저 인슐린펌프를 차고 있다는 것뿐이지 잘 먹을 수 있고 건강해지니 마음도 넉넉해졌죠. 그야말로 행복한 삶을 누리고 있어요."

게다가 다른 기관의 기능들도 좋아져서 갑상선 수술까지 했었지만 현재는 약을 먹지 않아도 이상 없이 건강하다는 박용애 씨다.

"인슐린펌프를 착용하면서 확실히 좋아졌어요. 하지만 다른 많은 사람들은 완치해서 인슐린펌프를 땐 사람들도 있더라고요. 그런데 나는 왜 아직까지 차고 있는지 생각해 보았는데 교수님이 말씀하신 그대로 실천하지 않았기 때문이었어요."

충주건국대병원 당뇨병센터에서는 현미, 잡곡밥 대신 쌀밥을 먹을 것을 권하며, 간이 맞게 소금을 적절하게 첨가한 음식을 먹고, 식후 바로 하루에 3번 운동할 것을 철저하게 교육시킨다. 하지만 박용애 씨는 당뇨센터에서 배운대로가 아닌 TV 프로그램에 나오는 대로, 일반적으로 알고 있는대로 현미밥을 먹고, 싱겁게 채소 위주의 식단을 고수해 왔던 것이다. 운동도 건강한 사람처럼 일주일에 5번만 했다. 그래서 건강이 확실히 좋아진 것은 사실이지만 완치에 이르지 못했던 것이다.

"결국 교수님이 알려준대로 식단을 바꿨어요. 쌀밥을 먹었고, 간이 맞게 요리해서 맛있게 음식을 먹고, 고기 섭취도 끼니마다 하면서 영양소를 골고루 섭취해 주었죠. 그리고 식후 운동 30분, 하루에 3번을 실천했죠. 운동이라고 해서 거창하게 한 것이 아니라 밥 먹자마자 아파트 계단을 오르내렸죠. 헬스장을 간다던지 외부에 나가서 운동하는 것보다 훨씬 쉬운 방법이었죠."

결과는 놀라웠다. 실천한지 얼마 지나지 않아 혈당 조절이 더 잘 되는 것이다. 현재 박용애 씨의 식후 혈당은 120㎎/㎗, 식전 100㎎/㎗으로 정상이다. 이제는 점점 인슐린 량도 줄이고, 인슐린펌프 없이도 내 몸의 췌장이 정상적으로 작용하길 희망하는 박용애 씨다.

"교수님 말씀대로 실천했으면 더 빨리 완치될 수 있을 텐데, 지금이라도 실천하고 있으니 조만간 당뇨병으로부터 완전히 탈출할 수 있을 거라 생각해요. 그리고 당뇨병은 정말 몹쓸 병이거든요. 다른 환자들도 약으로 해결하려고 하지 말고 인슐린펌프로 제대로 치료를 받길 바랄 뿐이예요."

최수봉 교수와의 약속

1. 현미, 잡곡은 먹지 않는다.
– 현미, 잡곡은 소화 흡수를 지연시켜 식후 저혈당의 원인이 된다.
– 전반적인 혈당조절의 불량원인이 된다.

2. 규칙적인 운동을 한다
– 식전, 식후 30분 정도의 운동은 혈당조절 및 체중조절에 좋다.

3. 간식 섭취를 제한한다
– 충분한 식사 후 간식섭취는 체중증가 및 고혈당을 초래한다.

4. 육류 및 어류를 적절히 섭취한다

5
"먹을 거 다 먹으면서
인슐린 주입량
점점 줄여요"

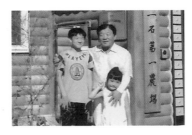

김석호(남, 68세, 당뇨병 5년, 인슐린펌프 7개월 착용)

처음 진단받을 때만 해도 당뇨병은 병도 아닌 것으로 여겼던 김석호 씨. 별다른 증상이 없었기 때문에 대수롭지 않다고 느꼈던 것이다. 게다가 축산업을 하는 그는 바쁜 농장 일로 자신의 몸을 관리할 틈도 없었다.

그렇게 당뇨에 대해 관심도 없이 지냈는데 2013년 말 즈음에 다리가 조금씩 저리는 증상이 나타났다. 계속 목도 마르고 보통 알고 있는 당뇨 환자들의 증상이 나타난 것이었다. 상태가 안 좋아지다 보니 혈당 때문에 생활에 지장이 있을까 봐 덜컥 겁이 나기 시작했다.

그 이후로 다리가 저린 증상은 더욱 심해졌고 물도 많이 마셨고 심지어 눈도 잘 안 보이기 시작했다. 당뇨합병증이 시작된 것이었다. 여러 증세가 나타나게 되니 두려움이 더욱 몰려오기 시작했다.

"혈당 관리를 위해서 운동을 많이 하라고 하더군요. 하지만 알고는 있어도 일하는 여건상 제대로 운동을 할 수 없었어요. 그저 잡곡밥 먹고 식사 조절만 겨우 할 뿐이었습니다."

식사조절 한다고 음식을 제대로 먹지 못하면서 기운이 없고 힘든 농장 일을 하기에는 체력적으로 도무지 감당이 되지 않았다.

그러던 차에 방송을 통해 인슐린펌프에 대해 알게 되어 건대병원으로 찾아갔다.

"건대병원에서 인슐린펌프 치료에 대한 강의를 하더군요. 듣는 순간 인슐린펌프가 올바른 치료라는 확신을 가졌습니다. 강의를 듣고 얼마나 마음이 흐뭇했는지 모릅니다. 나도 다시 건강해 질 수 있을 거라는 확신이 들었죠."

김석호 씨는 인슐린펌프 치료한지 아직 7개월 밖에 되지 않았다. 하지만 빠른 회복을 보이면서 혈당과 당화혈색소가 정상치를 회복하고 있다.

당뇨를 처음 진단받았을 때는 당화혈색소가 11.9%였는데, 인슐린펌프 착용 후 첫 번째 검진 때는 8.7% 두 번째엔 7.5% 나왔다. 그래서 다음 검사에서는 정상수치까지 내려가지 않을까 기대해 보는 김석호 씨다.

당화혈색소와 혈당 수치가 놀라울 정도로 빠르게 정상으로 회복하면서 건강에 대한 자신감도 생겼다.

뿐만 아니라 인슐린 주입량도 줄었다. 처음에는 26단위 씩 들어 갔는데 4개월 후엔 18단위, 지금은 14단위.

"다음번에는 더욱 줄어들 것 같아요. 이대로 가면 당뇨병 완치도 가능하지 않겠어요? 더욱 놀라운 것은 먹고 싶은 것 다 잘 먹으면서 인슐린이 줄어든다는 거예요. 내 몸이 회복된다는 것이죠."

김석호 씨는 보통 사발로 밥 한 그릇을 먹는다. 일반 공기밥으로는 2개 반에 해당하니 소식과는 거리가 멀다.

처음에는 당뇨를 병도 아니라고 생각했다가 갑자기 합병증 증상까지 나타나 앞이 깜깜했던 그는 이제는 올바른 치료를 받으면서 '당뇨도 치료할 수 있는 병'이라는 것을 확신한다.

"인슐린펌프를 착용하고 난 후부터 스스로 체감하는 변화에 무척 만족합니다. 더 많은 당뇨 환자들도 이 치료를 통해 건강을 되찾았으면 좋겠어요. 당뇨는 절망하지 않아도 되는 병입니다. 분명히 나을 수 있습니다."

물론 자기 관리를 제대로 하지 못하면 인슐린펌프를 착용해도 완치가 되는 데 시간이 오래 걸릴 것이다. 그리고 관리를 아예 하지 않는다면 그 결과는 장담할 수 없지만 인슐린펌프는 당뇨를 치료하는 가장 좋은 방법이라는 김석호 씨다.

"인슐린펌프는 당뇨 말기 환자들이 착용하는 게 아니라 초기에 합병증 없이 치료를 받고자 하는 모든 환자들을 위한 것이라고 생각합니다. 이 사실을 기억하고 하루라도 빨리 치료를 받기 바랍니다."

6
"음식 조절서 해방
...
합병증 걱정 덜어"

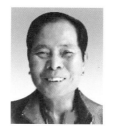

박갑의(남, 78세)

올해 78세인 박갑의 씨는 1966년부터 경기도 포천에서 양계업을 해왔다. 올해로 50년째인 셈이다. 그동안 어렵고 힘든 일도 많았지만 외길로 양계만 해왔기에 지금은 1만여평의 땅 위에 20만여 수의 닭을 키우고 대형마트에도 납품하고 있다.

평소 건강한 편이라고 자부해 왔던 박갑의 씨는 12년 전 몸이 쉽게 피곤해지고 혈당이 높아 병원을 찾았는데. 의사는 "당뇨증상이 보이니 주의할 것"을 당부했지만 무시했다. 결국 1년 후 그의 몸은 당뇨병 진단을 받아 치료를 위해 매일 약을 먹어야 했다. 불편했지만 건강이 우선이니 약을 먹지 않을 수 없었다고 한다.

이렇게 5년간 약을 꾸준히 복용하고, 당뇨에 좋다는 음식을 찾아 먹고, 식이요법을 했으나 몸상태는 점점 나빠져만 갔다. 게다가 약을 먹어도 혈당이 갑자기 높아져 며칠간 병원에도 입원하게 됐다. 이 약이 자신의 몸과 안 맞고 부작용을 일으킨다는 것을 몸으로 느꼈다는 박갑의 씨. 약을 끊을 수도 없고 또 안 먹을 수도 없는 진퇴양난이었다.

이 때 한 지인이 인공췌장기인 인슐린펌프를 써 볼 것을 권유했다. 무엇보다 음식을 가리지 않고 마음껏 먹을 수 있다는 말에 마음이 동했다는 것. 그동안 먹을 것을 가리느라 너무 힘들었고 이 때문에 아내와 가족들도 외식도 자유롭게 못하고 음식조절에도 강제로 참여하느라 힘들었다고 했다.

결국 그는 인슐린펌프를 착용했다. 이전에는 음식을 가려먹다 보니 기운이 없고 걷기조차 힘들었고 몸무게가 59kg에 불과했다. 그런데 이제 인슐린펌프를 착용한 뒤 음식을 가리지 않고 마음껏 먹으니 몸무게가 73kg으로 올라갔다. 피부도 윤기가 돌고 컨디션도 좋아졌다. 주위에서는 왜 그렇게 달라졌냐고 묻곤 한다며 좋아하는 박갑의 씨다.

"양계장에 내가 그토록 아끼고 귀하게 여기는 계란 보다 더 좋은 황금알이 있기 때문이라고 말해요. 그리고 그 황금알이 바로 내 건강을 회복시켜준 인슐린펌프라고 설명합니다."

벌써 이 인슐린펌프를 착용하고 생활한지 7년이 됐다. 인슐린펌프와 함께하는 삶은 건강했을 때와 조금도 다름이 없이 지낸다는 박갑의 씨. 예전 같으면 생각할 수도 없었던 일이라고 한다.

"요즘 주위 사람들에게 가장 많이 듣는 이야기가 연세 보다 활기가 넘치고 아주 건강해 보이신다는 말입니다. 이는 힘들었던 혈당 처방약 치료와 식이요법의 불편함에서 벗어난 해방감이 너무나 크기 때문이 아닌가 싶습니다. 그리고 올바른 선택과 빠른 판단력으로 인슐린펌프 치료를 시작한 것이 내 건강을 지킬 수 있었던 비결이라고 자신합니다."

하지만 그는 한 가지 의아스러운 점은 잘 모르는 의료진이나 가족들이 이렇게 좋은 당뇨치료에 대해 시기를 늦추게 하거나 만류하는 것이라고 한다.

그래서 그는 인슐린펌프로 건강을 찾았기에 이제 많은 환자들에게 인슐린펌프 사용을 권유하곤 한다. 그것은 그만큼 효과를 보았고 또 정상적인 생활을 하고 있기 때문일 것이다.

7
"미국에서 인슐린펌프 의료보험으로 받았어요"

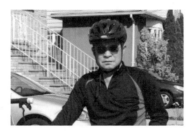

이무일(남, 80세, 미국 뉴욕에서 거주, 당뇨병 20년 넘음, 인슐린펌프 13년 착용)

올해로 80세인 이무일 씨. 인슐린펌프를 착용한지 벌써 13년차 됐다. 현재 미국에서 거주하고 있는 그는 지난 2002년도에 한국에 잠깐 들렀을 때 인슐린펌프 치료를 시작했다.

"중국선교를 갔다가 한국에 딸 아이가 살고 있어서 잠깐 방문했어요. 당뇨병을 앓고 있는 상태였는데 한국에 왔을 때는 특히 혈당도 매우 높고 몸 상태도 안 좋은 상태였죠. 그때 딸 아이가 인슐린펌프 치료를 하는 것이 어떻겠냐고 해서 바로 치료하게 됐어요."

인슐린펌프 치료를 하면서 가장 놀란 점은 혈당 조절이 너무 잘 된다는 것이었다. 그리고 무엇이든지 잘 먹어도 된다는 것이 너무 좋다는 이무일 씨다.

"예전에 당뇨 먹는 약으로 치료할 때는 잘 먹지도 못하고, 운동은 해야지 하면서도 기운이 없어서 못하곤 했는데 인슐린펌프 치료하면서 부터는 잘 먹어도 혈당이 잘 조절 되고 있어요. 다리에 기운도 생겼구요."

하지만 아쉬운 것이 있다면 미국에서 살고 있기 때문에 한국에 나와서 검사도 받고, 인슐린펌프 부재료들을 사는 것들이 쉬운 일이 아니었다.

"딸이 한국에 있기 때문에 필요한 부품들은 부탁을 할 수가 있어서 다행이에요. 그런데 인슐린펌프 치료가 너무 좋아서 주변에 친구들에게 소개를 하고 싶어도 한국까지 가서 치료 받아야 하니깐 쉽지 않더라고요. 그리고 혹시 인슐린펌프가 고장나면 어떻게 하나 걱정이 되더라고요. 한국에 있으면 바로 가서 고쳐서 사용하면 되는데……."

그래서 미국 인슐린펌프를 착용해 보기도 했다. 미국에서는 당뇨병 환자들에 대한 지원이 철저하게 이뤄지고 있어서 무상으로 받게 됐다. 하지만 한국에서 만든 다나 인슐린펌프 보다 더 크고 무거워서 너무 불편했다고 한다.

미국에서도 한국의 인슐린펌프를 살 수 있으면 좋겠다 생각했던 이무일 씨. 최근에는 그 소원이 이뤄졌다. 드디어 미국 LA에 다나 인슐린펌프 지점이 생긴 것이다.

"미국 의료보험을 통해 지난해에 다나 인슐린펌프 하나를 더 공급 받았어요. 기계 하나가 더 있으니 얼마나 안심이 되는지 몰라요."

게다가 미국에서는 당뇨병 환자들에 대한 지원을 다 해주기 때문에 인슐린도, 거기에 들어가는 부재료들도 다 지원받고 있어 돈 걱정 없이 건강을 지킬 수 있어 감사하다는 이무일 씨다.

한편 그는 의사들이 인슐린펌프 치료가 잘 알려지지 않은 이유에 대해서도 이야기 해 주었다.

"왜 의사들이 인슐린펌프 치료를 잘 안 해주려고 하는지 알 것 같아요. 인슐린펌프만 있으면 혼자서도 얼마든지 혈당조절이 잘 되거든요. 그런데 먹는 약은 혈당 조절이 쉽지 않기 때문에 자주 병원을 찾아야겠죠. 그렇다고 먹는 약을 처방한다고 해서 당장 죽는 것도 아니까요. 인슐린펌프 치료를 하고 나니 병원에 갈 이유가 없죠. 혈당 조절이 너무 잘 되니까요."

8
당뇨진단 받자마자
인슐린펌프 치료,
그 결과
'완치'

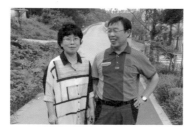

박광례(여자, 61세, 인슐린펌프 1년 6개월 착용 후 완치)

당뇨병을 진단 받기 몇 년 전부터 온 몸이 쑤셔서 매일 사우나를 가거나 마사지를 받았다는 박광례 씨. 그러다가 당뇨병 진단 받기 1년 전부터는 갑자기 식은땀이 비오듯이 쏟아지고 기력이 떨어졌었다. 두통에다 어지럼증 까지 겹쳐서 매일 이 병원 저 병원 찾아다니는 것이 일이었다. 소화제부터 두통약, 고혈압 약 등 점점 먹는 약의 양은 많아지는데 아픈 곳이 낫지는 않고 우울증만 점점 심해졌다.

"몇년 전부터 당뇨가 있었던 것 같아요. 하지만 어느 병원에서도 당뇨병 이야기는 없어서 생각도 못했죠. 그런데 딸이 당뇨 아니냐고, 당뇨병이라면 당장 약 먹지 말고 최수봉 교수님한테 가서 인슐린펌프 치료 받으라고 하더군요."

결국 딸의 권유로 검사를 한 결과 당뇨병이었다. 그리고 바로 인슐린펌프 치료를 받기 시작했다. 하지만 겁이 많은 성격에 기계치여서 인슐린펌프 치료를 잘 받을 수 있을지 걱정이 더 컸다.

"기계를 만져야 한다고 하면 머리부터 아픈 성격이라서 과연 잘할 수 있을지 걱정이 됐죠. 같은 병실에 입원한 80세가 넘은 할머니는 나도 잘 하고 있는데 뭘 걱정하냐고 하더군요. 그런데 실제로 간호사 선생님들이 잘 가르쳐 주기도 하고 몇 번 연습을 하다 보니 너무 간단하더군요."

무엇보다도 박광례 씨는 인슐린펌프 치료를 하면서 신기한 것을 느꼈다고 한다. 첫째는 온 몸이 쑤셔서 매일 마사지를 받아야만 했었는데 이제는 그런 증상이 사라진 것이다. 게다가 소화가 되지 않아서 매일 먹다시피 한 소화제도 이제 먹지 않는다. 뿐만 아니라 안경을 써도 뿌옇게 보이고 해서 안경을 닦고 또 닦아 쓰곤 했는데 이제는 시야가 깨끗하게 보인다는 것이다.

"그런데 참 이상하더군요. 제가 감기에 걸려서 약을 타려고 동네 병원에 갔어요. 거기 의사선생님한테 인슐린펌프 이야기를 했더니 혈당이 별로 높지도 않은데 왜 벌써 인슐린펌프 치료를 하냐고 그러더군요. 분명 인슐린펌프 치료 받고 혈당도 조절되고 온 몸이 좋아지는 것을 느꼈는데 왜 이 의사는 이렇게 이야기하는 것일까 이상했죠. 딸에게 물어봤더니 잘 모르는 의사들이 하는 말이라면서 그 병원도 당뇨 약을 처방해 주고 있기 때문에 환자 뺏긴다고 생각해서 그렇게 말하는 거라고 하더군요. 그래서 양심 없는 이 의사 병원에는 안 가기로 했어요."

이 일을 통해 박광례 씨는 왜 그동안 인슐린펌프 치료가 안 알려졌는지, 환자들이 인슐린펌프 치료를 받고 싶어 하면서도 선뜻 치료를 시작하지 못하는지 이해하게 됐다고 한다.

요즘에는 당뇨병 환자들 사이에서 부러움의 대상이 된 박광례 씨. 다른 환자들은 이미 합병증이 온 후에, 당뇨 약, 당뇨 주사 등의 치료를 해 보다가 인슐린펌프 치료를 하게 된 경우가 많지만 박광례 씨는 당뇨 진단을 받자마자 바로 인슐린펌프 치료를 시작을 했고, 그 결과 '당뇨병 완치'까지 됐기 때문이다.

처음 인슐린펌프를 시작했을 때에는 인슐린 주입양이 기초 6, 아침식사 때 3, 점심식사 때 4, 저녁식사 때 3, 들어갔고, 조금씩 인슐린 주입양을 줄여갔다. 췌장기능이 그만큼 회복되었기 때문이다.
그리고 1년 6개월 후에는 인슐린펌프를 뗄 수 있게 되었다. 완치 판정을 받은지 벌써 6개월이 지났다. 아직까지 정상인과 같은 혈당을 유지하며 건강한 생활을 하고 있다.

희소식은 이것 뿐이 아니다. 몇 년 전 간에 생겼던 용종도 인슐린 펌프 치료 후 자연적으로 사라진 것이다. 췌장을 비롯해 신장 등 모든 검사에서도 매우 깨끗하고 정상적으로 나왔다.

이제 새롭게 찾은 '건강' 잘 관리해서 '당뇨병'으로 걱정하는 사람들에게 희망이 되고 싶다는 박광례 씨다.

9
"내가 살길은 오직 인슐린펌프 치료뿐!"

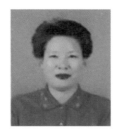

문영숙(당뇨병 12년, 인슐린펌프 1년 착용)

"세상에 이렇게 좋은 치료가 있다니! 주변 사람들에게 여기 저기 소문내고 싶어요. 인슐린펌프 치료 후 너무 행복한 삶을 살고 있다고!"

문영숙 씨는 12년 전 몸 상태가 너무 안 좋아 서울에 유명한 모병원에 갔더니 '당뇨병'이라는 진단을 받았다. 당시 공복에 혈당을 측정했는데도 $300-400\,mg/d\ell$. 의사의 권유에 따라 바로 입원을 한 후 시작된 치료는 인슐린주사였다.

입원할 당시 주입된 인슐린 양은 '8'단위. 그러나 혈당은 좀처럼 좋아지지 않았다. 결국 퇴원할 때 주입되는 인슐린 양은 '30'단위까지 올랐다.

인슐린주사를 맞아도 혈당조절이 안 돼 당뇨병에 좋다는 음식은 다 먹어보고, 심지어 약을 구하기 위해 외국에도 나가보고 공기 좋은데 살면 괜찮을까 싶어 시골로도 이사도 갔다.

하지만 결과는 아무소용 없었다. 오히려 각종 합병증 때문인지 몸 상태가 점점 안 좋아져 한 달씩 병원에 입원하기를 수차례 반복하기가 일쑤였다.

특히 피부가려움증은 가장 참기 힘든 고통이었다.

"당뇨병 진단을 받기 전부터 피부 알러지는 시작됐어요. 처음에 동네 작은 병원을 다니다 보니 당뇨병인 것을 모르고 피부약만 먹은 거예요. 하지만 인슐린주사로 당뇨치료를 시작했어도 피부 간지러움은 도무지 가라앉지 않았어요. 오히려 다리, 망막증 등 아픈 곳은 점점 늘어났죠. 아마도 혈당이 조절되지 않으니 합병증으로 그런 증상들이 나타난 것 같아요."

인슐린주사로도 치료가 안 되자 문영숙 씨는 다른 병원을 찾아갔다. 이번에는 당뇨약을 처방받았다. 처음부터 6알이나 받았다. 하지만 혈당은 400-500mg/dℓ. 합병증으로 다른 약들까지 합치면 매 끼마다 먹는 약은 11알도 넘었다.

이런 방법, 저런 방법 써보며 10년이 넘도록 당뇨병과 사투를 벌여오던 문영숙 씨는 우연히 TV프로그램 '명의'를 통해 최수봉 교수의 인슐린펌프 치료를 보게 됐다.

"방송을 보면서 함성을 지를 수밖에 없었어요. 와! 내가 살 길은 바로 저것이구나 감탄했죠. 내가 최수봉 교수님을 만나야 꼭 살 것만 같았어요. 이제 인슐린펌프 치료가 마지막이다, 이것으로 못 고치면 나는 당뇨병으로 고생하다 죽겠구나 생각하고 갔습니다."

이렇게 시작된 인슐린펌프 치료. 그런데 상상 이상이었다. 인슐린펌프 치료를 시작하자마다 효과는 바로 나타났다. 우선 10년이 넘도록 잡히지 않았던 혈당이 조절된 것이다.

"정말 신기했어요. 병이라는 것이 유병기간이 길면 효과가 없기 마련이잖아요. 당뇨병을 이렇게 오랫동안 앓았는데도 인슐린펌프 치료를 시작하자마자 혈당이 조절되는 것을 보고 놀라웠죠. 당뇨병을 오랫동안 앓아왔는데도 이제 정상으로 돌아온 것 같아요."

특히 당뇨약이나 인슐린주사 치료를 할 때는 '먹는 것을 줄여라', '보리밥이나 현미밥만 섭취해라', '고기도 먹지마라'고 강요했었다. 그래도 혈당이 높았는데 지금은 먹고 싶은 것 마음껏 먹고도 혈당 조절이 잘 되고 삶에 활력이 넘치게 된 것이다.

문영숙 씨가 처음 인슐린펌프 치료를 하면서 주입된 인슐린 양은 60단위. 그리고 점점 인슐린양을 줄여 지금은 40단위 들어가고 있으며 현재도 조금씩 인슐린 양을 줄여나가는 중이다.

인슐린펌프 치료하면서 가장 좋은 것은 끔찍하게 고통스러웠던 가려움증, 다리 통증이 사라진 것이다. 게다가 안과에서는 망막증도 좋아졌다는 결과도 받았다.

"남편이 저를 보면서 요즘 늘 하는 말이 있어요. 인슐린펌프 치료
를 선택한 것은 정말 축복이라고요. 설령 당뇨병을 완치하지 못한
다고 하더라도 지금 이렇게 건강해진 것, 합병증의 고통에서 벗어
난 것에 감사해야 한다고 말하곤 해요."

요즘은 날마다 자랑하고 싶고, 소문내고 싶다는 문영숙 씨는 특
히 당뇨병으로 고생하는 사람들에게는 "하루라도 빨리 인슐린펌프
치료를 시작하라고 재촉하고 싶다"며 "즐거운 인생, 행복한 삶을
인슐린펌프 치료를 통해 다시 누릴 수 있을 것"이라고 전했다.

10

"35kg까지
빠진 몸무게,
기력도 잃고
희망도 없었다"

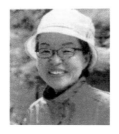

임영화(65세, 인슐린펌프 착용 11개월)

임영화 씨는 1999년 9월 어느 날 옆구리에 심한 통증이 있어 가까운 병원 내과에서 검사를 받았다. 검사결과는 "아무런 이상이 없으나 당뇨가 300mg/dℓ이 넘는다"는 것이었다.

당시 임영화 씨는 큰 충격을 받았다. 친정 오빠가 당뇨 합병증으로 세상을 떠나는 것을 옆에서 봐왔기 때문이다.

둘째 오빠는 재산도 많아 대한민국에서 제일 유명하다는 병원에서 치료도 받고 1년정도 입원까지 했었지만 결국 죽음을 피할 수 없었다.

셋째 오빠도 당뇨병 발병 15년 만에 세상을 떠났는데 떠나기 전에는 망막에 이상이 생겨 6년간 앞을 보지 못했다.

이렇게 두 오빠가 당뇨로 처절하게 죽어가는 모습을 보면서 '당뇨는 암보다, 에이즈 보다 더 무섭다'는 생각을 늘 갖고 있었다. 그런데 자신이 당뇨병 진단을 받은 것이다.

임영화 씨는 이를 악물고 철저하게 음식조절을 해야겠다고 결심했다. 고기와 쌀은 입에 대지도 않았고 오직 콩과 현미만 먹었다. 또 눈이 오나 비가 오나 단 하루도 운동을 거르지 않았고 식사 후에도 반드시 1시간씩 걸었다.

그러나 어쩔 수 없이 반공기의 쌀밥을 먹게 된 날은 여지없이 혈당이 300㎎/㎗을 훌쩍 넘겼다. 이렇게 생활하다 보니 50kg이던 몸무게는 당뇨병 발병 19년 만에 35kg가 되었다. 뼈와 가죽만 남게된 것이다. '더 이상 노력해도 안 되는구나', '이제 합병증과 죽음만 남았구나' 생각하고 죽음을 준비하고 있었다.

"우선 영정 사진부터 찍었습니다. 그리고 제 명의로 된 것들을 남편 이름으로 바꿔 놓았고 살림을 한 가지씩 정리했습니다."

이렇듯 죽음을 준비하고 있을 무렵, 2017년 5월 친구들 부부와 1박으로 여행을 가게 됐다.

그날 밤 친한 친구 남편이 합병증도 안 올 수 있고, 당뇨병 완치도 가능하다며 인슐린펌프를 설명해 주었다. 그러면서 "무조건 달아보라고" 강요했다.

하지만 임영화 씨는 "그런 것이 어디 있냐"며 "절대로 하지 않을 것"이라고 했다.

그동안 당뇨치료를 위해 몇 년간 홍삼원액도 먹어 보고 외국에서 당뇨병에 좋다는 약도 어렵게 구해서 먹어보았다. 나름대로 모든 방법을 다 동원해 보았지만 백약이 무효했었다.

이제는 더 이상 신뢰할 수 있는 치료가 없다고 생각했던 터라 "어차피 죽을 것인데 인슐린펌프는 해서 뭐하냐"고 반발했다.

그런데 친구들과 여행을 마치고 이틀 뒤 참석한 기도회에서 한 사모님으로부터 최수봉 교수의 '당뇨병 이제 끝!'이라는 책을 받게 되었다. 최 수봉 교수의 강의도 동영상으로 보내 주었다.

이 책을 읽으면서 '당뇨병에 끝이 어디 있어? 누가 이렇게 거짓말로 책을 썼을까?' 의심이 들었지만 끝까지 읽었다. 그런데 이 책을 다 읽고 나자 생각이 바뀌기 시작했다.

임영화 씨 남편도 "인슐린펌프 치료하다가 아니다 싶으면 안 하면 되니 무조건 해보자"고 권하기 시작했다.

그렇게 주변의 권유와 설득으로 불신이 확신으로 바뀌면서 인슐린펌프 치료를 시작하게 됐다.

처음에는 배에 살이 없어 바늘도 15mm를 꽂아야 했다. 입원하던 날 혈당은 무려 470mg/㎗이었다. 당화혈색소는 8.5%. 그러나 병원에서는 쌀밥 210g(그릇 무게 포함)과 고기를 포함한 모든 음식을 주었다. 그동안 상상도 못하던 돼지고기볶음 한 접시도 말끔히 먹었다. 음식을 배부르게 먹으니 하루하루 즐거웠고 이제 살 것만 같았다

그리고 입원 18일 만에 퇴원하면서 당화혈색소는 6.4%로 내려갔고 혈당은 111mg/dℓ. 기적 같은 일이 일어난 것이다.

인슐린펌프를 착용한 지 11개월이 된 지금은 주입되는 인슐린 양도 많이 줄어들었다.

퇴원 당시에는 하루 세 끼 식사 때 주입하는 인슐린양이 18.3단위였지만 11개월이 지난 지금은 8단위를 넣고 있는 것. 줄어든 인슐린양 10.3단위만큼 췌장의 기능도 좋아진 것이다.

"예전에는 잠들기 전에 남편에게 하던 말이 있어요. '전주 콩나물 국밥 먹고 싶다, 고기도 먹고 싶고, 족발도 먹고 싶고, 단 한 번만이라도 배부르게 먹어보고 죽는 것이 소원이예요'라고 말하곤 했죠. 그런데 이제는 마음껏 먹어도 혈당이 정상이니 얼마나 행복한지 몰라요."

이제 임영화 씨는 체중도 계속 늘어 47kg이 되었다. 12kg이 늘어난 것이다.

주변 사람들로 부터도 "보톡스 맞았냐"며 "주름살이 모두 퍼졌다. 너무 예뻐졌다" 인사 받아 더욱 행복하다는 임영화 씨다.

"인슐린펌프 치료를 받을 수 있도록 도와준 주변 분들에게 얼마나 감사한지 몰라요. 이제 '당뇨' 이야기만 나오면 쌍수를 들고 '인슐린펌프 치료를 꼭 받으라'고 광고하고 있습니다."

5

세계인이 사랑하는 인슐린펌프!
I Love 인슐린펌프

전세계 당뇨 환자들이 인슐린펌프로 당뇨병
을 극복하고 있다.
특히 한국에서 만든 '다나 인슐린펌프'에 대
한 애정과 고마움을 가지고 편지를 보내왔다.
그 내용들을 엮어 소개하고자 한다.
그들은 과학기술의 발전에 대한 놀라움과 당
뇨병을 치료할 수 있고 건강을 회복해 정상
인과 같은 삶을 보낼 수 있는 기쁨과 감사를
나타냈다.

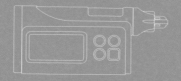

"인슐린펌프가
제게 미래를
선물해 주었어요"

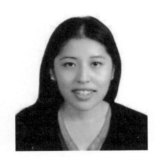

신시아 루이
(여, 35세, 당뇨병 7년,
인슐린펌프 착용 1년,
미국)

초등학교 영어교사로 일하고 있는 신시아 루이. 그녀는 7년 전 당뇨병 진단을 받았을 때 처음에는 눈이 흐려졌고 입속이 마르기 시작했다. 심한 갈증도 자주 느껴 물을 많이 마셨기 때문에 화장실에 자주 가야만 했다. 체중도 7kg 이상 갑자기 빠졌다.

인슐린펌프 치료 전에는 인슐린주사를 통해서 인슐린을 꾸준히 주입했지만 여전히 혈당은 높았고, 컨트롤하기가 어려웠다.

꾸준히 인슐린을 주입해도 혈당 조절이

안 되기 때문에 식단을 조절할 수밖에 없었다. 먹고 싶은 것을 포기하고 저탄수화물 식단으로 섭취하다 보니 늘 배고팠고 기운이 없었다.

결국 당뇨병을 앓은 지 몇 년 지나고 부터는 톡톡 쏘는 당뇨병성 신경 통증이 나타나기 시작했다. 저혈당도 자주 느꼈으며 땀이 비 오듯 흐르고, 말을 하거나 걷는 것, 생각하는 것조차 힘들었다. 뿐만 아니라 인슐린 주사법과 저칼로리 식사요법에 의존하고 있었기 때문에 늘 피곤하고, 에너지가 부족했다.

힘든 하루하루를 겨우 버티며 살고 있을 때 친구가 인슐린펌프 치료에 대해 알려주었다. 그때 신시아 루이의 마음을 가장 사로잡은 것은 '먹고 싶은 음식들을 다양하게 섭취가 가능하다'는 점이었다. 그리고 인슐린펌프가 고장 난 췌장을 대신해 실제 췌장과 같은 기능을 해줄 수 있을 거라는 확신이 생겼다.

신시아 루이는 인슐린펌프 치료 후 이제 자신 있게 말한다.

"인슐린펌프 치료는 저를 살려냈습니다. 인슐린펌프가 아니었다면 인슐린 주입에 의존할 수밖에 없었고 저는 이미 죽었을 거예요. 인슐린펌프가 제게 진정한 미래를 선물해 주었습니다. 건강하게 살면서 당뇨병을 성공적으로 관리할 수 있게 해 주었습니다."

인슐린펌프 치료 후 음식 섭취에서 자유로워졌으며, 이전보다 훨씬 혈당 조절도 잘 되었다. 신시아 루이에게 당뇨병이 있어도 정상적이고 건강한 삶을 살 수 있도록 도와 준 것이다. 이제는 당뇨병 완치와 스포츠 활동, 여행 등 좀 더 활동적인 생활도 꿈꾸게 되었다.

"정상적인 삶이 가능해졌어요"

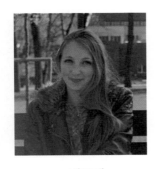

기드레
(여, 25세, 당뇨 21년,
인슐린펌프 착용 13년,
리투아니아)

동유럽 발트해 연안에 위치하고 있는 리투아니아에서 인슐린펌프를 사용하고 있는 기드레. 그녀는 25세이다. 4살 때부터 당뇨를 앓아왔기 때문에 당뇨병 없이 살았던 삶을 기억할 수 없다.

당뇨병 진단을 받은 직후 인슐린 펜을 처방 받아 정해진 시간에 하루 5번씩 인슐린을 주입했었다. 먹는 것도 정해진 시간에 맞게 먹어야만 했다. 하지만 어린 나이에 친구들과 놀고 싶었던 때라 이것을 지키는 것이 쉽지 않았다.

학교에 들어가면서는 더 문제가 심각해졌

다. 친구들이 있는데서 인슐린을 주입해야 했고, 혈당이 낮으면 무언가를 먹어야만 했기 때문에 굉장한 수치심을 느꼈다.

기드레가 10대에 들어서면서는 아침 혈당이 매우 높아지면서 학교 다니는 것도 매우 힘든 상태가 됐다.

인슐린펌프는 기드레가 12살이 되던 해 당뇨병 여름캠프에 가서 알게 됐다.

"부모님에게 인슐린펌프 치료를 받고 싶다고 말씀드렸어요. 점점 높아지는 혈당을 인슐린펌프가 잘 조절해 줄 것만 같았어요."

어린 나이에 인슐린펌프 기기를 적용한다는 것이 처음에는 낯설었지만 혈당관리가 너무 잘되는 것에 놀랐다. 그리고 인슐린펌프의 다양한 기능들을 활용하게 됐다. 템포러리 베이잘(Temporary Basal) 기능으로 저혈당을 예방할 수 있는 것도 마음에 들었다.

"인슐린펌프를 사용하고 나서 혈당 관리도 잘 될 뿐 아니라 자유시간이 많이 생겼어요. 가장 좋았던 것은 인슐린 주입할 때 어디에 숨어서 할 필요가 없다는 것이었어요. 제 주머니에서 리모콘의 몇 개 버튼만 누르면 되거든요."

기드레는 이제 인슐린펌프를 통해 정상적인 삶을 살 수 있게 됐다고 확신한다. 특히 생활하는데 불편함이 없도록 도와주고 옷 속에 펌프를 숨기고서도 인슐린을 주입할 수 있기 때문이다.

"다시는 인슐린 펜을 사용하지 않을 겁니다. 이러한 기술이 더 발전해 많은 사람들이 더 풍요로운 삶을 살 수 있도록 해주었으면 좋겠습니다."

"다른 사람
눈에 띄지
않을 정도로
작고 가벼워요"

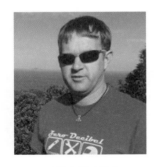

저스틴 워커

(남, 45세, 다나
인슐린펌프 착용 7년,
뉴질랜드)

저스틴 워커는 23년동안 다양한 인슐린 펌프를 사용했었다. 그러다 2010년에 한국에서 개발한 다나 펌프를 사용했다. 다른 사람들에게 인슐린펌프 착용하고 있는 것을 보이고 싶지 않았던 차에 리모트 컨트롤이 있는 작고 가벼운 다나 펌프를 발견하게 됐다.

"제게 다나 펌프와 같이 작고 가벼운 펌프는 매우 중요했어요. 어느 누구도 벽돌(Brick)을 몸에 차고 다니고 싶지는 않을테니까요!"

다나펌프는 2010년부터 스마트폰으로 조

정할 수 있도록 애플리케이션이 개발되어 더욱 사람들의 눈에 띄지 않고 사용할 수 있게 됐다.

특히 뉴질랜드에서 태어난 저스틴은 자연환경과 폐기물 처리에 대해 매우 중요하게 생각한다. 그런측면에서도 다나펌프는 다른 펌프에 비해 매우 경제적이고 환경적이라는 것을 장점으로 꼽고 있다. 다른 패치펌프의 경우 배터리, 주사기 등을 72시간마다 모두 버리고 새로 교체해야 하지만 다나펌프는 가장 작고 가벼운 펌프이면서 간단히 소모품만 교환하면되는 환경친화적인 펌프이기 때문이다.

"최근에는 자동으로 혈당을 측정해 주는 안드로이드 APS와 연계해 인슐린을 자동공급해 주는 기능까지 추가되었습니다. 엄청난 기능을 가지고 있는 다나펌프에 대한 기대감이 더욱 높아지게 됐습니다."

Q&A APS란?

연속혈당측정기(CGM)로 4~10분마다 측정되는 혈당 수치를 이용하여 필요한 만큼 인슐린을 자동으로 주입해주는 시스템으로 누구나 사용할 수 있는 Open Source로 개발되어 쉽게 적용 할 수 있다. 수면 중에도 혈당 상태를 실시간으로 측정되며 이에 따른 인슐린 공급을 적시에 적절하게 하여 낮동안은 물론 밤 즉, 취침시에도 고혈당, 저혈당을 방지하고 정상혈당치를 유지하게 하여 잠에서 깨지 않고도 혈당관리가 가능해졌다. 모든 당뇨병 환자에게도 사용될 수 있으나, 특히 1형(소아)당뇨병 환자 가족들이 혈당 측정을 위해 잠을 제대로 이루지 못하는 고통에서 벗어날 수 있게 됐다.

6

인슐린펌프 치료 시
이것만 꼭 지켜라

당뇨병 치료를 하는데 있어서 안타깝게 들리는 말들이 있다.
"백미에서 현미로 바꿔라." "고기 대신 채식을 해라." "싱겁게 먹어라."
건국대학병원 당뇨센터에서는 환자들이 인슐린펌프 치료를 위해 2주간 입원할 동안 백미 위주의 식단, 충분한 단백질 섭취, 적절한 소금 섭취(간에 맞는 음식)하도록 하고 있다. 이러한 식단은 인슐린펌프 치료와 함께 환자들의 빠른 회복을 돕는다. 그런데 문제는 환자들이 집으로 돌아가서 각종 언론을 통해서 잘못된 정보를 듣고 다시 현미, 채식위주의 식단, 싱거운 음식으로 돌아간다는 것이다.

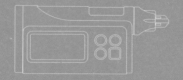

인슐린펌프
치료 시
이것만
꼭 지켜라

제발~!

고기 좀 많이 드세요!

하나님은 인간을 창조하실 때 초식동물로 만드셨을까?

요즘 TV에 나오는 다양한 건강정보 프로그램들을 보면 인간을 초식동물과 경쟁시키려는 것 같다. 채소가 만병통치약처럼 소개 되고 식탁을 풀밭으로 만들려고 하는 모습을 자주 보게 된다. 반면 고기에 대해서는 콜레스테롤 수치를 증가시키고 모든 질병의 근원인 것처럼 말하고 있다.

그러나 우리는 초식동물이 아니다. 우리는 태초부터 육식과 채식을 모두 먹도록 창조되었다. 그런데 채식만을 고집하게 되면 어떻게 될까?

한동안 우리 사회에 큰 이슈가 되었던 광우병을 기억해 보라. 촛

불집회를 하면서까지 우리 식탁을 위협하는 질병으로 생각한 '광우병'이 왜 생겨난 것인가?

소는 원래 '초식동물'로 창조되었다. 하지만 인간의 욕심으로 소의 비육을 좋게 하기 위해 풀이 아닌 이외의 육식도 먹이기 시작했다. 그 결과가 바로 괴상망측한 '광우병'의 원인이 되고 있는 것이다.

어떤 채식주의자들은 우리 몸에 필요한 에너지와 단백질을 아미노산이 있는 녹색채소에도 들어있다고 말한다. 그리고 그 예로 코끼리, 소, 기린 등이 풀만 먹어도 탄탄한 근육을 형성하고 있다고 말한다. 하지만 그 동물들은 소화기관 안에 채소의 섬유소를 소화시키는데 꼭 필요한 박테리아를 몸에 지니고 있다.

소에 있는 그런 박테리아가 인간의 소화 기관에는 없다. 우리는 음식을 입에 넣는 순간부터 즉 치아에서부터 배설물로 배출하는 직장에 이르기까지 고기를 먹도록 만들어져 있다.

또 어떤 채식주의자들은 단백질 섭취는 콩에서도 충분히 가능하다고 말한다. 하지만 콩에는 필수아미노산이 부족하는 것, 췌장에서 나오는 소화 요소인 트립신을 억제하는 인자가 있다는 것, 갑상선 문제를 일으키는 물질, 호르몬을 교란시키는 것이 있다는 사실은 알지 못한다. 특히 콩에는 남성 호르몬인 테스토스테론을 낮춰 성욕을 억제한다는 사실을 아는 사람은 많지 않다.

콩을 비롯해서 채식이 우리 건강에 미치는 다양한 악 영향에 대해 책 '채식의 배신(리어키스 지음, 부키, 2013)'을 읽어 보기를 권한다.

단백질 섭취는 당뇨병 환자들에게 더욱 중요하다.

당뇨병 환자들을 진료하면서 중요하게 보는 것이 당화혈색소도 있지만 바로 헤모글로빈 수치이다. 보통 당뇨병 환자들의 헤모글로빈 수치가 13~15g/㎗까지 올라오도록 고기를 충분히 섭취해야 한다.

당뇨병 환자들은 단순히 혈당이 높은 것, 그 자체가 문제가 아니라 에너지 부족, 영양 결핍이 더욱 중요하다. 당뇨병을 앓아온 환자들은 외부에서 들어온 영양을 흡수하지 못하고 자신의 몸에 저장되어 있던 에너지를 사용하기 위해 자신의 살을 깎아 왔다. 결국 당뇨병 환자들은 시간이 지나면서 면역력이 떨어지고, 눈이 멀고, 다리가 썩어 들어가는 각종 현상들이 나타나게 된다.

그렇다면 손상된 근육, 손상된 세포, 손상된 장기들을 회복하려면 어떻게 해야 하겠는가. 우리 몸의 근육을 만들고, 결합조직, 혈액응고인자, 면역체, 호르몬, 효소 등을 비롯한 중요한 기능을 하는 물질의 원료인 단백질을 충분히 섭취해야 하는 것이다.

당뇨합병증으로 다리가 썩어가는 환자들, 시야가 흐려지는 등 증세가 심각하게 온 환자들에게는 더욱 많이 고기를 섭취하라고 권한다. 단 조건은 먹은 음식이 몸에서 동화되어 몸을 이루도록 인슐린을 정상적으로 맞춰 주는 인슐린펌프 치료하는 경우에 해당되는 말이다. 이들은 충분히 영양을 섭취하고 이 영양을 충분히 동화시켜서 빠르게 증세가 호전되는 것을 볼 수 있었다.

게다가 혈당을 조절하는 중요한 역할을 하는 인슐린도 바로 단백질이니 당뇨병 환자들에게 충분한 '고기' 섭취는 필수인 것이다.

제발~!
하얀 쌀밥을 드세요!

인슐린펌프 치료를 시작하기 위해 충주건국대병원 당뇨센터에 입원하는 환자들이 놀라는 것 중 하나가 바로 '밥 양'이다. 그것도 기름진 '하아얀 쌀 밥'을 한 공기 가득 담아서 주는 것을 보면서 환자들은 의아해 한다.

'난 당뇨병이 있는데 이것을 다 먹어도 되나? 과연 당뇨병 환자들을 위한 식단인가?'

그러나 당연히 당뇨병 환자들의 건강을 위한 식단이다. 대부분의 당뇨병 환자들은 현미나 잡곡을 먹어야 하는 줄 알지만 현미와 잡곡은 소화가 늦게 되기때문에 혈중포도당 상승의 패턴이 정상화되지 않고, 그 결과 에너지원으로써 사용에 지장이 있을 수 있다. 계속 강조해 왔지만 당뇨병 환자에게 영양섭취, 에너지 공급은 매우 중요하다. 따라서 소화가 잘 되는 쌀밥을 통해 에너지원으로써 잘 사용될 수 있도록 해야 한다.

포도당은 우리 몸을 구성하고 있는 모든 세포의 주요 열량원이다. 특히 적혈구, 뇌세포와 신경세포는 평상시에 포도당만을 에너지원으로 사용하는 중요한 역할을 한다.

그런데 탄수화물이 제대로 공급되지 않으면 어떻게 되는가. 우리 몸의 근육에 저장되어 있는 단백질을 분해해 포도당을 새롭게 합성한다. 결국 점점 근육량은 감소하게 되고 몸의 중요 기관의 영양실조를 만들어 당뇨병을 악화시키게 되는 것이다. 이는 각 기관에 에너지 공급이 되지 않아 근육, 심장, 간, 신장 등에 있는 단백질이 아미노산으로 분해되어 간에서 포도당을 만들어서 사용하게 된다. 이 과정에서 장기가 약해지는 등 파괴가 되어 여러 종류의 합병증을 가져오게 된다.

특히 당뇨병 환자들은 단순히 혈당이 높아서 문제가 아니라 인슐린 부족으로 인해 포도당이 제대로 각 기관에 공급되지 않고 에너지원으로 쓰이지 않아 탄수화물이 오히려 부족한 상태이다. 따라서 충분한 탄수화물 섭취를 위해 흰 쌀밥을 먹어야 하는 것이다.

또한 단백질, 지방 영양소도 마찬가지로 인슐린 공급을 정상화해야 몸세포에서 이용하게 된다.

제발~!
식사는 충분히, 간식은 No!

환자들에게 세끼를 충분히 먹고 간식을 피하라고 권한다. 우스갯소리로 "간식은 간신배가 먹는 음식"이라고 말해주곤 한다.

기존의 먹는 약이나 인슐린 주사 치료법을 하는 환자들의 경우에는 잘 먹으면 정상 혈당을 유지하기 어렵기 때문에 하루에 조금씩 나누어 6끼를 먹는 사람도 있다. 하지만 인슐린펌프 치료를 하게 되면 식사를 충분히 먹어도 혈당조절이 잘 되기 때문에 굳이 나눠서 먹을 필요가 없다.

특히 식사를 충분히 하고 중간에 간식을 피하도록 권하는 이유는 정상인의 경우 인슐린 분비가 아침, 점심, 저녁 식사에 맞추어 일

정 패턴을 그리며 높게 분비된다. 하지만 당뇨병 환자들은 이러한 대사과정에 맞추어 인슐린이 정상 패턴을 그리며 분비하지 못한다. 인슐린펌프 치료는 자신의 몸이 이러한 대사과정 패턴에 따르도록 함으로써 스스로 정상 인슐린 분비를 유발시킨다. 그런데 중간에 간식을 섭취하게 되면 그 간식에 맞는 핏속의 인슐린 농도를 맞추지 못하여 인슐린 분비 패턴이 비정상화 된다.

따라서 당뇨병 환자들이 정상인의 대사로 바꿔가는 과정에 있어서 간식을 피하는 것이 빠른 회복에 도움이 된다.

하지만 많은 환자들이 간식의 유혹을 뿌리치지 못한다. 특히 점심을 먹고 저녁식사를 하기까지, 저녁을 먹은 후 취침까지 긴 시간을 지나게 되면 배고픔을 느끼게 된다. 따라서 간식이 먹고 싶지 않게 식사시간에 탄수화물, 단백질과 지방이 포함된 식사를 충분히 먹을 것을 권하는 것이다.

제발~!
운동은 식후에 하루 세번!

"교수님, 아까 계단을 오르내리면서 운동하시던데요? 저도 교수님 따라 다니면서 운동했습니다."

간혹 점심 이후 진료를 받는 환자들이 내가 병원에서 운동하는 모습을 보고 이야기 하곤 한다. 진료 받으러 오는 환자들에게 권하는 것 중에 하나는 식전 또는 식후 30분 씩 하루에 세 번 움직여주라고 한다. 그런데 환자들에게는 운동을 권하면서 나는 안한다는 것은 이치에 맞지 않다고 생각했다. 식사를 하고 난 후에는 에스컬

레이터나 엘리베이터를 타지 않고 꼭 계단을 이용하거나 병원 앞에 있는 작은 쉼터를 몇 바퀴 돌고 진료를 시작한다.

하지만 어떤 환자들의 경우에는 목숨을 걸고 과하게 운동하는 사람이 있다. 이는 결국 목숨을 잃게 되는 원인이 될 수 있다. 운동은 치료가 아니다. 단지 회복을 도와주는 보조 역할을 할 뿐이다.

만약 운동이 당뇨병 치료의 핵심이라면 평생을 운동만 하는 운동선수들은 당뇨병에 걸리지 않아야 하는 것이 정석 아닌가. 그러나 운동선수들도 당뇨병 환자들이 많이 있다.

운동이 당뇨병 치료에 도움이 된다 할지라도 우리는 운동을 직업으로 하고 있지 않는 이상 하루 종일 운동만 할 순 없다.

게다가 적게 먹고 약으로 치료하는 기존의 방법으로는 당뇨병이 점점 심해지면서 기력도 없고, 근육양도 줄어들고, 의욕도 없어 운동을 하려고 해도 할 수 없는 상태가 된다. 그리고 더 심해지면 운동을 해도 혈당은 떨어지지 않는 상태가 된다. 원인을 치료하지 않고 기존의 혈당치만 정상화시키는 치료방식을 고집하여 운동을 심하게 하게 되면 오히려 역효과가 나기도 한다.

왜 하루 세 번 식전 혹은 식후 운동을 세 번해야 할까?

인슐린펌프 치료는 근본적인 원인치료로써 정상 식사를 하여야 하며, 그 결과 혈당 조절은 정상화 된다. 이에 덧붙여 운동은 큰 도움이 된다. 운동은 인슐린 작용력을 증가하여 혈액 속에 과다하게 높은 포도당이 근육 세포 내로 섭취시켜 저장형 포도당인 글리코겐으로 만드는 것을 돕는다. 또한 근육량 감소를 방지하거나 증가시켜서 근육에 저장할 수 있는 글리코겐의 양을 유지 또는 증가시키는 역할을 한다.

즉 식사 후 근육을 움직여 줌으로써 우리가 섭취한 영양분이 세포로 이동하고 근육 내에 저장될 수 있도록 돕는 것이다.

음식을 먹은 후 30분이 지나면 소화가 되서 위를 지나 창자로 넘어가면서 갑자기 많은 양의 영양분이 흡수된다. 이때 인슐린이 나오는 것인데 인슐린 작용 뿐 아니라 운동을 통해 근육 속으로 피를 많이 흘러가도록 하여 더 많은 양의 포도당이 근육속으로 흡수되도록 하는 것이다.

따라서 한꺼번에 몰아서 1~2시간씩 무리하게 하는 것 보다 식후에 10분, 20분이라도 계단을 오르내리거나 몸을 움직여 주는 것이 혈당을 정상적으로 유지시켜 주는데도 도움이 된다.

제발~!
술과 담배는 끊으세요!!

술은 건강한 사람에게도 신진대사에 좋지 못할 뿐 아니라 정신적, 신체적 질병을 유발한다는 것은 잘 알려져 있다. 더더욱 대사과정에 이상이 있는 당뇨병 환자에게는 독이라고 할 수 있다. 술은 열량만 있고 몸에 필요한 영양소는 없어 '공허한 칼로리'라고도 부른다. 즉, 영양적 결함이 있는 식품이라는 것이다. 체내에서 지방산 합성을 증가시켜 혈당을 높이고 인슐린 저항성을 일으킨다. 술은 혈당조절을 방해하기 때문에 심각한 고혈당과 저혈당을 초래한다. 이로 인해 신경병증, 망막증, 신증, 동맥경화증을 증가시키는 등 합병증을 촉진시킨다.

또한 알코올은 간경변증이나 지방간의 원인이 될 수 있는데 당뇨인의 경우 특히 간이 좋지 못한 경우가 많아 알코올이 간의 기능을 더욱 저하시킬 수 있다. 당뇨병 환자들 사이에 잘못된 음주 상식 가운데 맥주, 청주는 나쁘고 소주나 위스키는 괜찮다는 이야기가 있다. 당뇨인에게 당분이 좋지 않으므로 당분이 함유된 술은 나쁘고 그렇지 않은 술은 무방하다는 생각 때문이다. 술은 어떤 종류든 많은 에너지를 방출하여 칼로리의 근원이 되기 때문에 당분이 들어 있든 없든 피하는 것이 좋다.

또한 알코올 성분이 간에서 저장된 당원(glycogen)으로 부터 포도당의 새로 만드는 포도당 생성 작용을 못하게 막아서 경우에 따라서 심각한 저혈당이 와서 생명이 위험할 수도 있다.

술뿐만 아니라 흡연도 당뇨병 환자에게 치명적이다. 당뇨병 환자가 아니더라도 담배는 매우 치명적이며 매년 수백만 명 이상의 흡연자가 심장병, 폐암, 폐기종으로 사망한다. 미국에서는 암 사망 원인 중 가장 큰 원인이 흡연이고 전체 암 사망자의 30%가 담배 때문이라고 밝힌 바 있다.

7
고맙다!
인슐린펌프야

인슐린펌프는 당뇨병으로 고통 받고 있는 모든 환자들에게 '건강하게' 살 수 있는 희망이다. 한국을 비롯해 전세계에서도 이 치료를 통해 건강을 회복하고자 건국대학병원 당뇨병센터를 찾고 있다.
반기문 UN사무총장과도 만남을 갖고, 제3세계 국가에 있는 당뇨병 환자를 도울 방안도 찾고 있다.

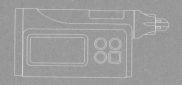

어머니의
당뇨병 치료를
도와줘서
고마워요!

　반기문 UN사무총장이 최수봉 교수를 뉴욕 맨하탄 UN 관저로 초
청해 함께 오찬을 즐겼다. 당뇨병으로 고생하던 반 총장의 모친이
인슐린펌프 치료를 통해 건강을 회복했기 때문이다.

　이번 만남에서 반 총장은 감사의 뜻을 전하는 것은 물론 제 3세
계 당뇨병 환자에 대한 지원을 위한 다각적 논의도 있었다.

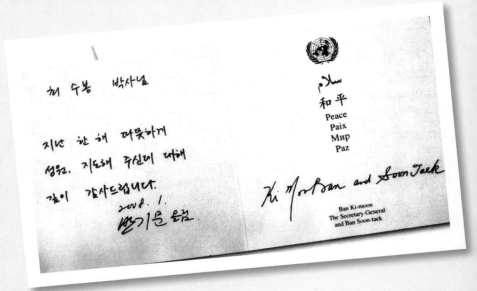

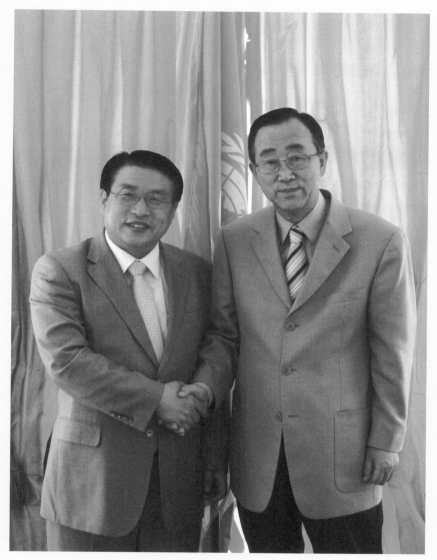

"어려운 환경에 처해 있는 세계 당뇨병 환자들에게 인슐린펌프 기증과 관련해 건국대 당뇨병센터에서 UN에서 정한 아프리카 등 제 3세계 국가들의 당뇨병 환자들을 지원할 계획입니다."

11살 이라크 소녀에게
희망을 선물하다

    멀리 이라크에서 날아온 11살 소녀 배닌. 당뇨 진단을 받은 후 인슐린주사로 치료를 지속했지만 혈당은 자리를 잡지 못했다. 한국의 지인을 통해 인슐린펌프를 알게 된 배닌. 3~4일 만에 혼자서도 척척 기계를 작동하고 조절할 만큼 쉬운 치료법에 매료되었다. 처음 와본 한국이라는 나라에서 당뇨를 이기고 건강을 지킬 수 있으리라는 자신감과 희망을 갖고 이라크로 돌아갈 수 있게 된 배닌!

    특히 그녀의 부모는 아이가 건강을 회복하게 된 것에 감사해 하며 더불어 한국이라는 나라에 대해서도 좋은 인상을 받고 돌아간다고 전했다.

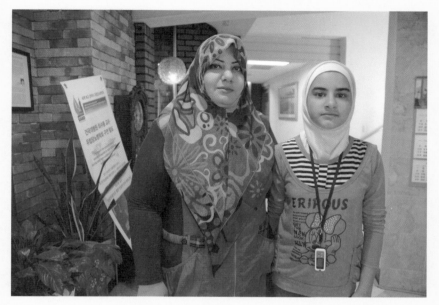

"정말 간단하고 쉬운 치료인 것 같아요. 일단 펌프의 무게가 가볍고 작아 아이가 착용하기에도 부담이 없고요. 게다가 혈당은 늘 정상수치를 유지하니 얼마나 감사한지 몰라요. 그리고 친절하고 따뜻한 의료진들 덕분에 한국이 따뜻한 나라라는 것을 느끼고 가게 됩니다. 고마워요."

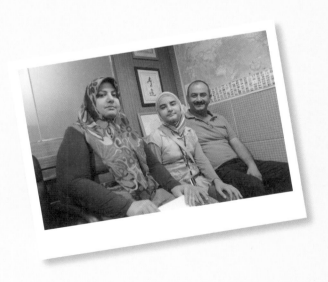

아프가니스탄 소년에게
건강을 선물한
인슐린펌프

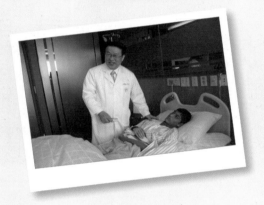

아프가니스탄에 살고 있는 13살의 만수르 호르마트. 6살 때부터 소아당뇨병을 앓아 오던 소년은 수시로 두통과 피로감을 호소해 왔다. 혈당은 240~500mg/dℓ을 넘나들고 있는 상태. 심각한 합병증으로 시력도 좋지 않고 오른발과 등의 통증으로 하루 종일 누어지내고 있었던 것이다. 게다가 경제적으로도 어려운 소년의 사정을 듣고 최수봉 교수와 인슐린펌프선교회는 소년과 주치의 왕복 항공료, 체재비, 치료비 등 관련 비용을 모두 부담해 '인슐린펌프' 치료를 도왔다.

그 결과 혈당도 정상화 되었으며, 몸무게도 늘고, 두통과 다리 통증 등 합병증 증상이 사라지면서 빠르게 건강한 모습을 되찾았다.

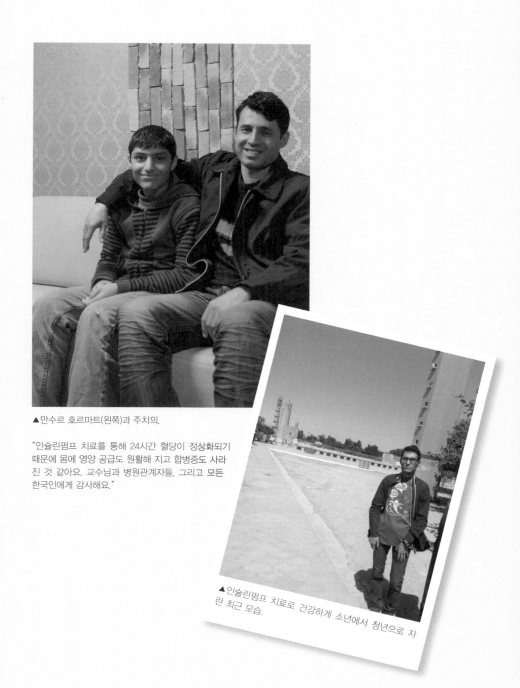

▲만수르 호르마트(왼쪽)과 주치의.

"인슐린펌프 치료를 통해 24시간 혈당이 정상화되기 때문에 몸에 영양 공급도 원활해 지고 합병증도 사라진 것 같아요. 교수님과 병원관계자들, 그리고 모든 한국인에게 감사해요."

▲인슐린펌프 치료로 건강하게 소년에서 청년으로 자란 최근 모습.

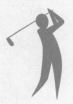

프로골퍼 박부원 씨
인슐린펌프 차고
첫 우승!

　지난 2006년 5월 15일 조선일보에 "당뇨병 날린 '오뚝이 샷'"이라는 제목의 프로골퍼 박부원 씨의 첫 우승을 알리는 기사가 게재된 적 있다. 기사에는 "인슐린 주입기를 허리춤에 차고 다니는 '당뇨병 환자'가 프로골프대회를 제패했다"고 전하며 왼쪽 허리춤에 인슐린 펌프를 착용하고 버디 퍼팅하는 모습을 기사화했다.

　기사에는 다음과 같이 보도됐다.

　『당뇨병을 딛고 프로 입문 15년만에 프로골프대회에서 첫 우승을 차지한 박부원(41) 선수의 극적인 성공스토리가 감동을 주고 있다. 특히 우승의 숨은 주역으로 밝혀진 휴대용 혈당 관리기 '인슐린 주입기(인슐린펌프)'에도 관심이 모아지고 있다. 박 선수가 착용하고 있는 인슐린 주입기는 24시간 내내 지속적으로 혈당수치를 관리해 주기 때문에　당뇨환자들에게 편리한 기기다. 이 때

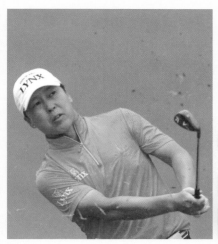
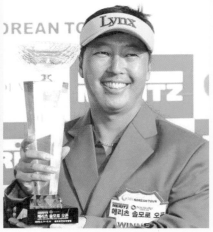

문에 2001년 PGA투어 벨 캐네디언 오픈 우승자 스콧 버플랭크 등 외국 유명 골프선수나 수영선수들도 많이 착용하고 있다.』

박부원 씨는 경기할 때마다 당뇨병으로 인해 매번 체력이 떨어져 처음에는 잘 하다가도 마지막에 번번이 경기를 망쳤다. 그래서 '뒷심 약한 선수'라는 꼬리표가 붙어 있었다. 하지만 인슐린펌프 착용 2년 만에 몸을 회복하면서 드디어 첫 우승의 샷을 날린 것이다.

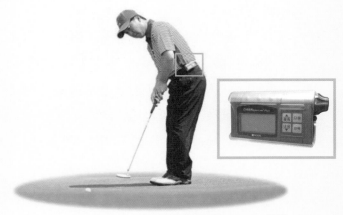

최수봉 건국대병원 당뇨센터장, 충주시 당뇨바이오 특화도시 선포의 중심인물 되다

당뇨병 환자들의 치료와 합병증 예방, 완치까지 가능케 하는 인슐린펌프를 세계 최초로 개발한 최수봉 건국대 내분비내과 교수(건국대 충주병원 당뇨병센터장)가 충주시 명예시민으로 위촉됐다.

충주시는 2015년 5월 12일 당뇨바이오 특화도시 원년 선포식을 갖고 최수봉 교수가 그동안 건국대 충주병원 당뇨센터장으로서 충주시의 당뇨관련 인프라 구축에 기여한 바가 커 위촉한 것. 뿐만 아니라 '당뇨바이오 특화도시 조성사업' 중심 자문위원으로 왕성한 활동을 해와 그 공로를 인정받은 것이다.

인슐린펌프는 수술 없이 복부에 미세한 바늘을 꽂는 간단한 방법으로 정상인과 같은 인슐린 분비 패턴을 맞춰주는 것이다. 특히 혈당조절은 물론이고 합병증 예방, 완치까지 가능한 획기적인 치료방법으로 전 세계가 주목하고 있는 당뇨치료방법이다. 뿐만 아니라

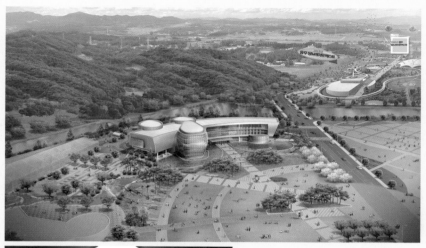

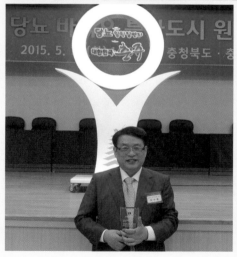

최수봉 교수가 개발한 인슐린펌프는 미국 FDA와 유럽 CE를 획득하는 등 기술력과 품질을 인정받아 현재 세계 60개국에 수출하고 있다.

한편 충주시의 당뇨바이오 특화도시 조성사업은 충북 지역을 중심으로 한 당뇨바이오 밸리 구축 사업의 일환으로, 기존의 당뇨관련 인프라를 기반으로 당뇨관련 힐링 서비스 및 당뇨 스마트헬스케어 사업, 당뇨전문가 양성 등을 추진한다는 계획이다.

당뇨특화도시 충주서,
'제 5회 세계인슐린펌프 학술대회' 성료

　　당뇨 특화도시 충주 수안보파크호텔에서 2016년 5월 28일 '제 5회 세계인슐린펌프 학술대회'가 열렸다.

　　이날 학술대회에는 불가리아 당뇨학회 회장인 이보나 교수(Ivona. Daskalova) 몽골 당뇨병학회 사무처장 사인비레그 박사(Sainbileg) 아제르바이잔의 바바크 박사(Endocrinology Center, Babak) 인도네시아 북자카르타 당뇨학회 회장인 로이 박사(Roy), 중국인민군 해군병원 내과과장인 구오 치유 박사(GUO QIYU), 운남성 제일 인민병원 내과과장 수행 박사(Su Heng), 이탈리아의 미셸리 안토니노 박사(Miceli Antonino)를 비롯한 이란, 인도 등 세계 40개국에서 50여 명의 의사가 한국을 찾았다. 이와 함께 국내 의사 50여 명과 당뇨병 학계, 의료계, 충주시 관계자 등 200여 명이 참석했다.

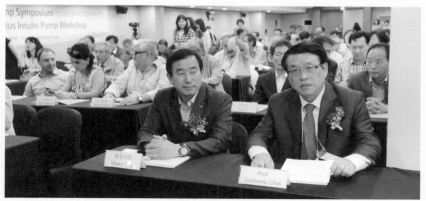

▲조길형 충주시장(좌)이 참석해 세계인슐린펌프 학술대회 개최를 축하했다.

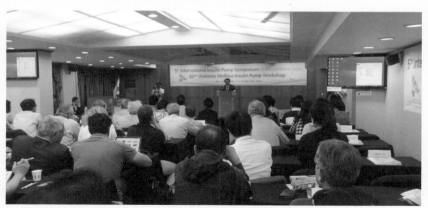

▲충주시에서 당뇨특화도시 기념으로 '제 5회 세계인슐린펌프 학술대회'가 개최됐다.

불가리아 당뇨학회장인 이보나 교수의 '지속적 피하인슐린 주사법치료가 중증 저혈당 빈도에 미치는 영향' 인도네시아 로이 박사의 '인도네시아에서의 다나인슐린펌프치료 경험' 등을 발표했다.

이어 학회장인 최수봉 교수는 '당뇨병의 인슐린펌프 치료와 베타세포 회복', 건국대의학전문대학원 노연희 교수의 '당뇨병 때 관찰되는 대사장애의 생화학적 이해', 홍은실 교수의 '장기간동안의 인슐린펌프 치료시 당뇨병의 완치' 등의 논문 발표도 진행됐다.

최수봉 세계인슐린펌프학회 회장은 20여 년 전 건국대학교 충주병원 당뇨센터를 개설해 인슐린펌프로 국내 수 만 명의 당뇨환자를 치료했으며 미국, 홍콩, 몽골, 아르헨티나, 멕시코, 이라크, 이란, 요르단, 아프가니스탄 등 전세계 당뇨인들이 인슐린펌프 치료를 위해 충주당뇨센터를 찾아오고 있다.

최 교수는 당뇨병의 인슐린펌프 치료와 관련된 논문을 100여 편 이상 발표했고. 그동안 미국당뇨학회(ADA) 및 유럽 당뇨학회(EASD)등에서 개최되는 국제학회에 초빙돼 해외의사들을 대상으로 50차례 이상 강의한 바 있다.

최수봉 교수는 "많은 연구 논문을 통해 인슐린펌프 치료로 당뇨병이 완치될 수 있다는 것을 전세계에 알렸고 이제는 누구나 그렇게 알고 있다"며 "충주시가 당뇨병 인슐린펌프 치료의 메카로서 자리매김했다"고 말했다.

한편 조길형 충주시장은 인사말을 통해 "세계 인슐린펌프학회 최수봉 회장님은 35년 동안 인슐린펌프를 이용한 당뇨병 치료와 연구를 계속해 왔다. 20여 년 전 건국대 충주병원에 당뇨센터를 전국 최초로 설립해 당뇨병으로 고생하는 환자에게 새로운 치료의 길을 열었다"며 "충주시는 2015년 5월 당뇨바이오 특화도시를 선포한 이후 '당뇨로부터 가장 자유로운 도시', '당뇨 힐링 1번지 충주'를 목표로 다양한 사업을 추진해 왔다"고 말했다.

"당뇨병 인슐린펌프,
인슐린 저항성 개선시켜
근본적 치료"

당뇨병 환자에게 인슐린펌프 치료를 하면 췌장의 베타세포에서 인슐린 분비 기능이 증가해 당뇨합병증을 줄일 수 있다는 연구결과가 나왔다.

건국대 의학전문대학원 최수봉 · 홍은실 · 노연희 교수 연구팀은 2016년 6월 10일~14일까지 미국 뉴올리온스시에서 개최된 76회 미국당뇨병학회 (American Diabetes Association)에서 인슐린펌프를 이용해 4년간 163명의 당뇨병 환자를 치료한 결과, 치료 전에는 당화혈색소 (2~3개월의 평균혈당 지표, 치료목표는 6.5%이하)가 8.9%이었던 환자들이 전 치료 기간 중에 6.6%로 잘 조절됐음을 관찰했다고 발표했다.

인슐린펌프 치료 전 환자들은 평균 11년 동안 당뇨병을 앓아왔으며 이전에 복용했던 약이나 주사 인슐린으로는 혈당조절이 잘 되지 않던 환자들이었다.

최수봉 교수는 "제2형 당뇨병은 인슐린 저항성이 높거나 췌장의 인

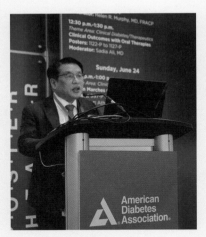

슐린 분비능 감소라는 두 가지 원인에 의해 발생한다"며 "이번 연구결과는 제 2형 당뇨병 환자에서 인슐린펌프 치료가 이 두 가지 결함을 모두 다 효과적으로 개선함으로써 혈당을 정상화시킨다는 것을 밝혀낸 중요한 연구결과"라고 말했다.

최 교수는 "인슐린 치료하기 전에 이상적인 정상혈당치를 유지하지 못한 오래된 제2형 당뇨병 환

▲2018년 미국 올란도에서 개최된 미국당뇨병학회(ADA)에서 최수봉 교수가 논문을 발표하고 있다

자에서 4년 동안의 인슐린펌프 치료 시 70% 이상의 환자에서 당화혈색소 조절 목표인 6.5%이내로 유지했고 정상혈당으로 치료와 교정을 통해 췌장의 베타세포의 개선을 가져왔다"고 설명했다.

이번 연구결과 당뇨병 유병기간이 짧을수록, 인슐린펌프 치료 중 혈당 조절을 정상에 가깝게 할수록, 췌장의 C-펩타이드 분비 능력이 잘 회복됐다. 최 교수는 "인슐린펌프 치료를 열심히 해 정상 혈당을 계속 유지하면 췌장의 베타세포 기능이 회복될 수 있다는 가능성을 시사한다"고 말했다.

2018년 6월 22일부터 26일까지 미국 올랜도 오렌지카운티 컨벤션센터에서 개최된 '제78차 미국당뇨병학회(American Diabetes Association) 연례학술대회'에서는 '제2형 당뇨병 환자를 대상으로 인슐린펌프치료로 개선된 베타세포기능 및 인슐린 감수성'에 대해 발표했다.

인슐린펌프 치료 중인 제2형 당뇨병환자 110명(남성 64%, 연령

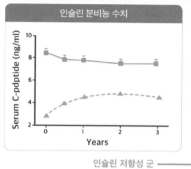

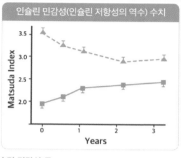

인슐린 저항성 군 ——————   인슐린 민감성 군 --------

59.9±9.1세, 기간 12.0±9.2년, HbA1c 8.9±2.0%, 신체질량지수(BMI) 23.5±2.5kg/m²)을 대상으로 베타세포기능과 인슐린 감수성 변화를 3년 동안 조사했다. 혈액샘플은 공복시와 표준혼합식사(500kcal) 섭취 120분 후에 채취했다. 그리고 환자들을 인슐린민감성(MI)의 평균값에 따라 인슐린민감성그룹 및 인슐린저항성그룹으로 분류하였다.

그 결과 평균 당화혈색소는 8.9%에서 6.5%로 감소했으며 췌장의 인슐린 분비능인 평균혈청 C-펩타이드 수치가 인슐린 민감성그룹에서 유의하게 증가하였고, 인슐린 저항성 그룹에서 인슐린 저항성이 정상으로 회복됨을 알 수 있었다.

제2형 당뇨병환자에서 인슐린펌프치료로 혈당치를 정상으로 장기간동안 유지시킨 경우에 당뇨병의 발병원인인 췌장세포의 인슐린분비능 및 인슐린저항성이 개선됨을 밝힌 것이다.

인슐린펌프 소모품
건강보험 적용 시작

 국민건강보험공단이 당뇨환자의 치료비 부담을 줄이기 위해 2018년 8월 1일부터 당뇨소모성재료 지원품목을 확대하고, 만 19세 이상 인슐린 투여자 기준 지원금액을 인상했다. 이전에는 혈당측정검사지, 채혈침, 인슐린주사기, 인슐린주사바늘 등만 보험 적용이 되었지만 이제는 인슐린펌프용 주사기, 인슐린펌프용 주사바늘도 건강보험이 적용된 것이다.

 기존 제2형 당뇨병환자의 기준금액(만19세 이상 인슐린투여자) 일일 900원 한도도 인상되었다. 인슐린 투여횟수에 따라 900원에서 최대 2,500원(1회 900원/2회 1,800원/3회 이상 2,500원)까지 인상되었다. 인슐린펌프 치료환자의 당뇨소모성 재료에 대한 건강보험적용 금액이 1개월 27,000원에서 75,000원으로 증가된 것이다. 이에 따라 인슐린펌프 치료를 받고 있는 당뇨병 환자들의 경제적 부담이 상당히 완화하게 되었다.

당뇨 환자의 믿음직한 친구
(사)대한당뇨병인슐린펌프협회
창립

(사)대한당뇨병인슐린펌프협회(이하 당인협)가 2018년 6월 7일 충북도청으로부터 정식 비영리사단법인 설립인가를 받았다.

인슐린펌프를 통한 당뇨병 치료와 의료학술 정보를 공유하고 당뇨병 환자의 건강과 복리를 증진시키기 위해 발족한 당인협은 인슐린펌프 의료학술 연구를 비롯해 당뇨병 예방 및 치료 교육에 본격적으로 활동할 예정이다. 또한 당뇨병 환자들을 위한 생활복지 지원 및 후원 사업도 계획가운데 있다.

특별히 당인협은 기존의 보건복지부 산하 당뇨병 관련 법인들과 달리 전문 당뇨 의사를 중심으로 한 의료학술 전문 회의와 당뇨병 환자를 중심으로 한 환자 회의로 조직되어 있다.

의료학술 전문 회의에는 당뇨전문 의사 6명이 이사로 선출됐으며 당뇨병에 대한 의학적 연구 및 인슐린펌프를 통한 당뇨치료 연구,

정기적인 학술 대회 및 워크샵을 통한 치료방법 교육 및 홍보를 해 나갈 예정이다.

환자 회의는 당인협을 설립하는데 앞장선 환자 대표 10명이 이사로 등재돼 있으며 지역 당뇨병 환자 대표단을 중심으로 유대를 강화하고, 인슐린펌프를 통한 당뇨병 치료를 위해 협력해 나갈 방침이다.

구체적인 활동으로는 ▲기존의 치료법과 인슐린펌프를 통한 의학적 임상결과 비교 분석, ▲전문적인 학술대회를 통해 당뇨병 예방 및 효과적인 치료법 연구(세계 인슐린펌프 학술대회 충북지역 유치 등), ▲기존 내분비내과 의사 및 관련 의료전문인 대상 '당뇨병 인슐린펌프 워크샵' 진행, ▲1형, 2형 당뇨병환자들 대상 인슐린펌프 치료를 교육 및 홍보, ▲취약계층 및 저소득 환우 당뇨병 치료를 위한 후원사업 등을 계획하고 있다.

한편 당인협 회원은 인슐린펌프를 기반으로 당뇨병을 치료하기 원하는 환자들의 자발적인 의사에 의해 가입할 수 있다.

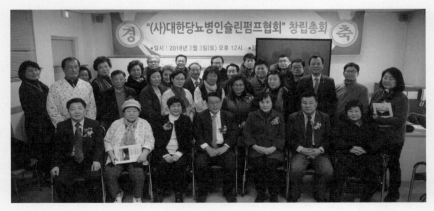

국산 다나R 인슐린펌프 성능
세계 최고 논문으로 확인

    국산 다나R 인슐린펌프가 제2형 당뇨병 환자의 혈당관리 성능이 우수하다는 연구결과가 최근 세계 최고 권위의 의학지 NEJM(The NEW ENGLAND JOURNAL of MEDICINE)에 발표됐다. 다나R 인슐린펌프는 건국대 최수봉 교수가 개발한 것으로 자동으로 혈당을 연속적으로 측정하고 이에 맞춰서 인슐린을 투입하는 인슐린펌프치료(인슐린펌프+연속혈당측정기)시스템이다.

    영국 캠브리지대 당뇨병대사 연구소 소장인 로만 호보르카 교수와 리아 밸리 박사 등 11명의 연구진은 최근 '실시간 혈당조절을 위한 인체의 인슐린 전달 폐쇄회로 기법(Closed Loop Insulin Delivery for Glycemic Control in Noncritical Care)' 연구논문을 발표했다.

    이 연구는 136명의 환자 가운데 70명은 Closed loop(연속혈당 시스템(CGM)과 결합한 인슐린펌프 치료), 66명은 기존 인슐린 주

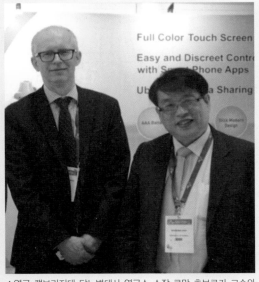
▲영국 캠브리지대 당뇨병대사 연구소 소장 로만 호보르카 교수와 함께.

사 방법으로 치료했다.

Closed loop는 혈당이 올라가면 우리 몸의 췌장이 인슐린을 더 주입해서 혈당을 떨어뜨리고 혈당이 떨어지면 인슐린을 더 이상 분비하지 않고 혈당을 높아지게 하는 폐쇄회로처럼 혈당을 정상화하는 인공췌장기(인슐린펌프+연속혈당측정기) 치료를 말한다.

그 결과 목표 혈당 범위(100~180㎎/㎗)에 있는 시간의 비율은 closed loop 그룹이 65.8%, 인슐린주사 그룹이 41.5%로 매우 큰 차이가 났다.

또 closed loop 그룹은 평균 혈당 154 ㎎/㎗고, 인슐린주사 그룹은 188 ㎎/㎗의 차이를 보이기도 했다. 다만, 양쪽 환자 그룹에서 저혈당 빈도는 차이가 없었다.

이번 연구 결과로 지금까지는 Closed loop가 1형 당뇨병이나 2형 당뇨병 환자 중 중환자를 치료할 때 매우 특수한 제한적인 환자에게서만 혈당관리에 도움이 된다고 알려졌지만 2형 당뇨병 환자의 혈당관리에도 매우 효과적이라는 것을 입증하게 됐다.

뿐만 아니라 이 연구 수행을 위해 사용한 인슐린펌프는 최수봉 교수가 개발한 '다나 다이아베케어R'로 한국 인슐린펌프의 우수성을 세계에 알리는 계기가 됐다.

캠브리지대학교는 최 교수가 개발한 인슐린펌프의 개발 및 상용화 사업을 하고 있는 수일 개발의 다나 Diabecare RS 등의 인슐린펌프에 최적화된 인공췌장 프로그램을 제공하고, 인슐린펌프에 연결시키는 것을 가능하게 하는 기술을 포함한 인슐린펌프에 대한 통신 프로그램을 개발하여 제공할 계획이다.

국내 차세대 인슐린펌프개발에 미국 소아당뇨재단 'JDRF'서 지원 얻어

　세계 최초의 인슐린펌프개발자이자 의사인 건국대병원 최수봉 명예교수가 미국에서 또 하나의 쾌거를 이루어냈다. 현재 ㈜수일개발에서 연구 및 개발이 진행 중인 '차세대인슐린펌프'에 대한 연구개발을 미국 소아당뇨연구재단(Juvenile Diabetes Research Foundation, JDRF)에서 지원하기로 한 것이다.

　JDRF는 국제기관으로 제1형 당뇨아이들을 위한 치료법을 찾기 위해 설립되었고, 1형 당뇨의 근절을 위해 노력하는 기관으로 1형 당뇨의 치료 및 예방하려는 연구에 자금을 지원하는 비영리 목적의 환자단체로 정부, 학계 등과 협력을 하고 있다.

　이번에 JDRF가 최 교수에게 지원하는 내용은 당뇨환자들을 위해 기존 인슐린펌프의 안정성과 사용성을 더욱더 강화시킨 차세대 인슐린펌프모델이다. 연속 혈당측정기를 통해 얻어진 혈당데이터

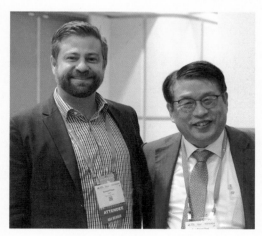
▲JDRF 책임연구원 다니엘 파이낸과 함께.

를 기반으로 환자의 상태에 따라 인공지능을 활용해 자동으로 인슐린을 주입해주는 인슐린펌프를 미국시장에 상용화할 수 있도록 지원하는 것이다.

JDRF의 책임연구원 다니엘 파이낸(Daniel Finan)은 "최 교수님과 JDRF는 작년 10월부터 공식적인 활동을 시작했으며 이번 지원사업의 결과물은 아마 미국시장에서 다른 디바이스들과 상호운용이 가능한 첫 번째 인슐린펌프가 될 것"이라며 "JDRF는 최 교수님을 적극적으로 지지한다"고 강조했다.

최 교수는 "당뇨환자를 위한 가장 정밀하고 안전한 인슐린펌프개발을 올해 안에 목표로 하고 있다"며 "이번 JDRF의 지원을 바탕으로 당뇨환자들을 위한 완전인공췌장시스템을 세계시장에 선보이겠다"고 밝혔다.

"당뇨병! 반드시 치료할 수 있어요. 그 희망을 장미꽃에 담아 드립니다"

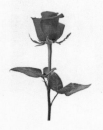

최수봉 교수는 처음 병원을 찾는 당뇨병 환자에게 장미꽃을 꼭 선물하곤 한다. 그동안 "당뇨병은 낫지 않는 병이다, 반드시 합병증이 온다"는 등 수많은 공포의 말에 이미 세뇌되어 표정이 어두운 환자

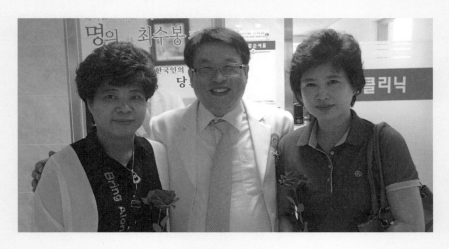

들. 그들에게 어떻게 하면 기쁨을 줄까 고민하다 주게 된 선물이다.

그러면 환자들의 얼굴에는 금세 웃음꽃이 만개하게 된다.

'KBS 동행'에 출연한 어린소녀에게는 '기적'의 꽃말을 가진 파란장미를 선사하기도 했다. 파란장미는 예전에는 재배가 어려워 '불가능', '이루어질 수 없는 사랑' 등 부정적인 꽃말이었다. 하지만 이제는 재배가 가능해 지면서 '희망', '기적'이라는 꽃말로 바뀐 것이다. 당뇨병 치료도 마찬가지다.

과거에는 치료가 어려웠을지라도 이제는 치료가 가능하고, 완치까지도 이룰 수 있는 것이다.

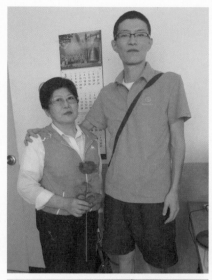

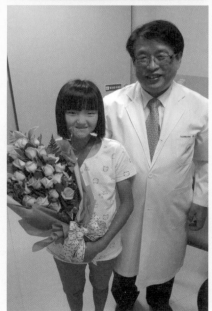

▲'KBS 동행'에 출연한 어린소녀에게는 '기적'의 꽃말을 가진 파란장미를 선사했다.

기분좋은
건강캠프

　당뇨병 환자들에게 올바른 정보를 제공하고, 그들에게 희망과 용기를 주기 위해 매년 개최하는 건강 캠프. 1박 2일 동안 전문 의료진이 잘 먹고 치료하는 인슐린펌프 치료법에 대한 강의를 제공하며 즐거운 레크레이션을 함께 하고 있다.

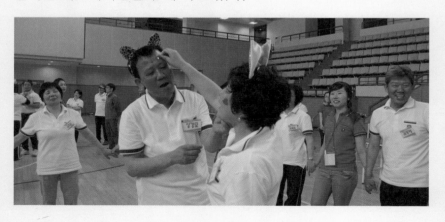

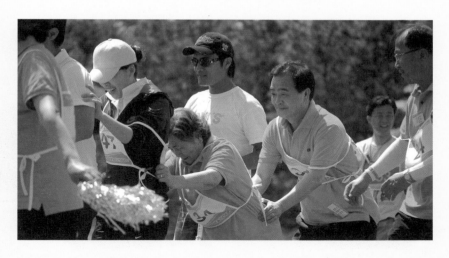

　특히 인슐린펌프를 처음 접한 당뇨병 환자들에게는 "당뇨병 이제 완치할 수 있다"는 자신감을 주고, "인슐린펌프"가 당뇨병 치료를 위한 확실하고 과학적인 대안이라는 것을 알게 하는 캠프이다.

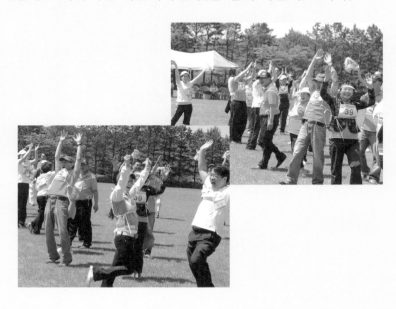

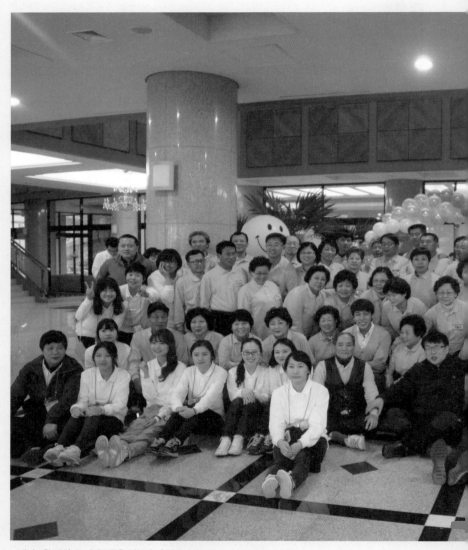

▲매년 5월 개최되는 '기분좋은 건강캠프' 단체사진.

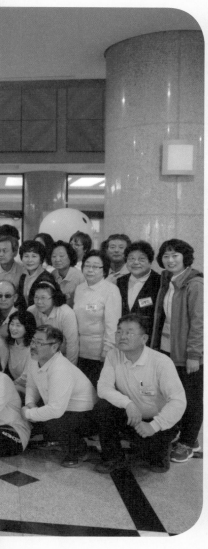

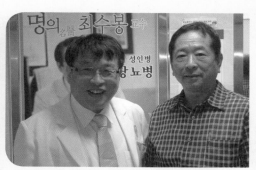

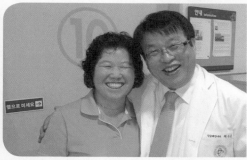

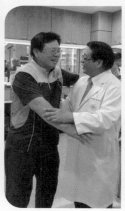

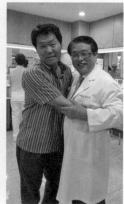

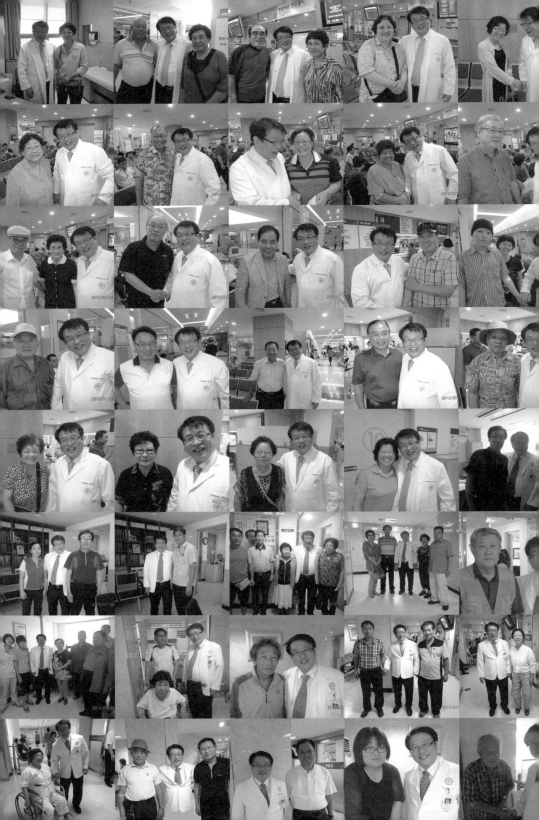

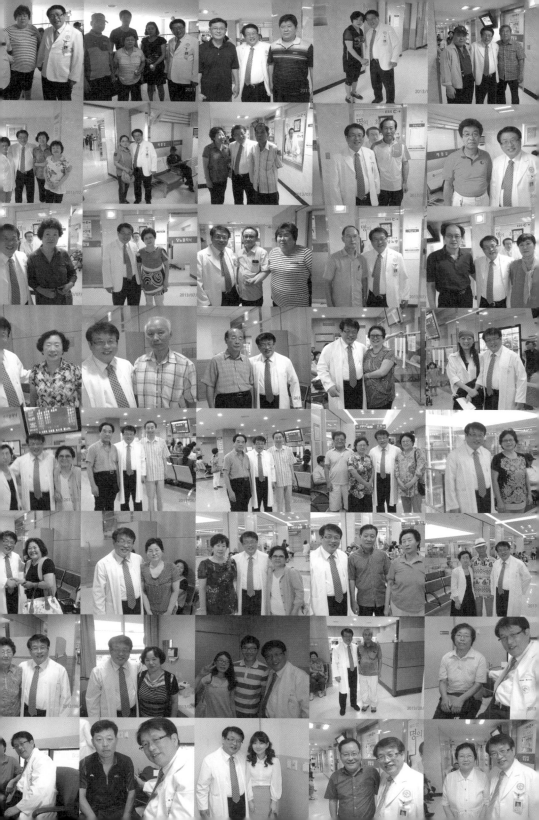

최수봉 교수의 **당뇨병** 이제 **끝!**

초판 1쇄 발행 : 2016년 1월 15일
초판 13쇄 발행 : 2024년 2월 28일

지은이 **최수봉**
펴낸이 **유성헌**
펴낸곳 **하야Book**
책임편집 **전민주**
교정교열 **유한나**
디자인 **이현종**

주소 서울 양천구 신월7동 995-7번지 302호
주문 및 문의 전화 070-8748-4435, 010-2811-4435
팩스 02-2065-6151
하야BOOk 계열사 : 하야방송 www.ichn.or.kr

출판 등록일
ISBN 978-89-968031-6-4

하야Book은 문서사역을 통해 하나님의 나라를 확장하고 복음전파를 통해 하나님 말씀으로 사람을 살리는 일을 하고자 설립된 출판사입니다.
하야(Chayah)의 뜻은 히브리어로 '살다, 회복시키다, 구원하다, 소생하다, 부흥하다'의 의미가 있습니다.